Impressum

Bruno Gröning
Die geheime Einführung

Theo von Hofstede

ISBN: 978-3-7392-3118-1

Herstellung & Verlag:
BoD - Books on Demand, Norderstedt

5. erweiterte Auflage

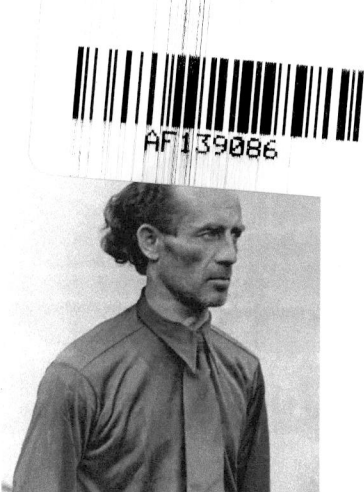

Wichtige Hinweise:
Weder der Herausgeber, noch der/die Autor/en, noch Bruno Gröning, noch Bruno Grönings Lehre raten von einem Arztbesuch bzw. einer ärztlichen Behandlung ab. Gleiches Gilt für Jesus bzw. die Lehre Jesus. Ebenso wird niemals zum Abbruch einer ärztlichen Behandlung geraten. Im Gegenteil: Hier an dieser Stelle wird ausdrücklich dazu geraten; eine ärztliche Behandlung stets so lange und nach den Anweisungen des behandelnden Arztes fortzusetzen, bis dieser die Behandlung von sich aus beendet. Gleiches gilt für die Einnahme von Medikamenten, therapeutischen Maßnahmen und für weitere Anordnungen des Arztes. Weiterhin werden in diesem Buch Worte Bruno Grönings interpretiert und kommentiert. Aus rein juristischen Gründen wird hiermit ausdrücklich darauf hingewiesen, dass es sich im gesamten Buch stets um die Meinung des Autors handelt und nicht unbedingt um wissenschaftliche Erkenntnisse.

Inhalt

4

Teil A
Das Tonbandarchiv

»Ich werde ein Tonbandarchiv aufstellen,
das den höchsten Wert, den Wert aller
Menschen wieder neu einigt; dass
auf diesen all das gesprochen ist,
das auch späterhin noch in der
Schrift festgehalten werden wird, [...],
dass ich den Kommenden hinterlasse.«

(Bruno Gröning, am 26.12.1958)

Die geheime Einführung

Der Autor dieses Werkes beschäftigt sich bereits seit Jahren mit der Lehre Bruno Grönings und geht seit jeher der Frage nach, wieso zu Lebzeiten Bruno Grönings so viele Menschen durch sein Wirken Heilung finden konnten, in unserer heutigen Zeit jedoch nur noch sehr Wenige. Und dies, obwohl das Heer der Hilfe- und Heilungssuchenden scheinbar bei Weitem größer ist, als noch zu der Zeit, in der Bruno Gröning noch unter uns weilte. Schätzungsweise 80.000 Menschen suchen weltweit eben jene Hilfen und Heilungen, die in den 50er Jahren oft nur durch einen einzigen Kontakt zu Bruno Gröning möglich waren. Weit mehr als vermutlich 500.000 fanden in den Bruno Gröning Gemeinschaften keine Hilfe und gaben oft nach vielen Jahren eisernen Durchhaltens auf oder verstarben schlichtweg ohne die erwartete Heilung zu erlangen.

Erstaunlicherweise gab es dann in den 80er und 90er Jahren nochmals eine enorme Anzahl an Heilungen, die allerdings bis heute stark rückläufig ist.

Es wurde alles Erdenkliche in Betracht gezogen und untersucht, verglichen und erprobt. Die Ergebnisse waren zunächst für den Autor erschreckend, ergeben aber ein einfaches Bild, das auf mangelnde, oft auch falsche Informationen gründet, die dem einzelnen Menschen gegeben werden.

Grundbaustein der Hilfe und Heilung ist eine korrekte und umfassende Einführung in seine Lehre, aus welcher der einzelne Mensch erkennen kann, wo er denn steht, bzw. was er selbst tun oder ablegen kann, um die Heilung zu erlangen.

Seit Bruno Grönings Heimgang im Januar 1959 ist unser Vater im Himmel immer noch der gleiche geblieben, der ausnahmslos einen jeden Menschen in einer kaum zu begreifenden und beglückenden Weise liebt. Warum sollten also da die Anzahl der Heilungen derart dramatisch zurückgehen, dass man es kaum noch ertragen kann, wenn man sieht, dass nach beinahe allen Gemeinschaftsstunden die Menschen genau so krank und verbittert nach Hause gehen, wie sie gekommen sind? Und selbst durch die ansonsten sehr wirkungsvolle Aufnahme des Heilstromes werden die Menschen nur sehr bescheiden gestärkt und die Probleme kaum gelindert.

Innerhalb der drei großen Gruppierungen um Bruno Gröning werden die Menschen allesamt mehr oder weniger schlecht in die elementarsten Grundlagen der Heilung auf geistigem Wege eingeführt, oft auch gar nicht!

Ohne dass der Betroffene es dann bemerkt, fehlt es ihm dann am Notwendigsten, um in einer Gemeinschaftsstunde wahrhaftig voranzukommen.

Innerhalb der Organisationen um Bruno Gröning gibt es dann eine Reihe von Drucksachen, zumeist Einführungsschriften, die jedoch ALLESAMT nie und nimmer einer solchen Einführung gerecht werden. In der Regel sind diese noch nicht einmal das Papier wert, auf welches sie gedruckt wurden. Zumeist wird auch gar nicht erst erwähnt, was durch die Lehre Bruno Grönings überhaupt möglich ist, was Dichtungen und Fehlinterpretationen freien Lauf lässt.

Jahrelang konnte sich der Autor anhand von Originalmaterial mit der Lehre Bruno Grönings beschäftigen und kam so nach und nach zu der Erkenntnis, worauf es tatsächlich ankommt.

Dieses kleine Buch will die Versäumnisse und Fehler der vorgenannten Literatur beheben und diejenigen versöhnen, die aufgegeben haben oder bis heute noch keine Hilfe und Heilung finden konnten!

Doch wieso handelt es sich hier, dem Titel nach, um eine „geheime" Einführung?

Bruno Gröning hat bereits zu Lebzeiten gewusst, dass seine Lehre von einigen, wenigen Menschen für sich vereinnahmt würde. Ausdrücklich hat er gewollt, dass seine Lehre - und zwar mit seiner Originalstimme - jedem Menschen, jedem eingeführten Freund, der sie hören möchte, vorgespielt werden muss. Dazu hat er alle Gemeinschaftsleiter ausdrücklich beauftragt. Dieses ist heute aber keineswegs der Fall. In etwa 90 % aller Gemeinschaften wird diesem Auftrag nicht nachgekommen und oft ist das wenige zu Hörende dann auch noch einer Art von Zensur unterzogen, d.h., dass seine Vorträge und Reden in wesentlichen Punkten gekürzt wurden.

Nicht ohne Grund hat uns Bruno Gröning mindestens 72 verschiedene Tonbänder hinterlassen, die uns seine Lehre nahebringen könnten. Doch ist es so, dass diese 72 Tonbänder - nach Bruno Grönings Heimgang - durch die Familie Häusler von einem Geschäftemacher aufgekauft wurden und nun in dunklen Kellern lagern, um dort auf natürliche Weise Tag für Tag an Qualität zu verlieren, sodass es nicht mehr lange dauert, bis gar nichts mehr zu verstehen sein wird. Es gibt nicht einmal eine Handvoll Menschen, die sich diese Tonbänder anhören konnten. Hierzu sind natürlich die abenteuerlichsten Dichtungen erfunden worden, um dieses zu begründen.

Tatsache ist jedoch, dass diese Tonbänder der gesamten Menschheit gehören. Ebenfalls Tatsache ist, dass uns diese Tonbänder willentlich vorenthalten werden. Anders sehen dieses natürlich die Wenigen, die sich über den Bruno Gröning Freunden stehen sehen und denken, die Lehre sei nur für sie und nicht für das Volk vorgesehen!

Glücklicherweise sind wenigstens einige Kopien der Tonbänder aufgetaucht, die nun im Internet frei zu erhalten sind – oft auch kostenlos (www.bruno-groening-archiv.de). Bruno Gröning selbst sagte, dass seine Lehre nicht zur Geheimlehre für einige Wenige werden dürfe.

Aber dennoch ist es so gekommen, und die Folge hieraus war der Zerfall seines von ihm gegründeten Vereins zunächst in eine einzelne Absplitterung (dem Bruno Gröning Freundeskreis) und dann in zahllose viele Gruppierungen, wozu er vorhersagte, dass er dann nicht mehr so wirken könne, was so viel bedeutet, dass es kaum noch Heilungen geben würde.

Daher ist es nunmehr notwendig, die ganze Wahrheit ans Tageslicht zu bringen, hier in diesem Buch die vollständige, bisher den Freunden verheimlichte, also geheime, Einführung.

Der Titel dieses Buches erinnert daher an zweierlei; nämlich erstens daran, dass es Wissen aus der Lehre Bruno Grönings gibt, das uns Menschen bewusst vorenthalten (=geheim gehalten) wird und zweitens, dass Bruno Gröning höchstpersönlich vor einer solchen Geheimhaltung gewarnt hat. Der Titel des Buches soll daher insbesondere an die Ermahnung Bruno Grönings erinnern, von dieser Geheimhaltung nunmehr endlich abzulassen.

Wobei kann die Lehre Bruno Grönings helfen?

Die Lehre Bruno Grönings ist sehr einfach zu handhaben, doch der Nutzen, den Sie durch sie erzielen können, kann kolossal sein. Die höchst erfreulichen Folgen, bedingt durch die Anwendung seiner Lehre, können Folgendes beinhalten:

1. Erlangung vollkommener Gesundheit und Sorgenfreiheit
2. Ein Leben voller Kraft und Energie
3. Hilfen in allen nur erdenklichen Alltagssituationen, insbesondere bei Beziehungen und Familienangelegenheiten
4. Unantastbarer, göttlicher Schutz vor allen Übeln
5. Erlangung göttlicher Eigenschaften, so unglaublich diese auch sein mögen
6. Heilungen und Alltagshilfen im gesamten Bekannten-, Freundes- und familiären Kreis
7. Tier- und Pflanzenheilungen
8. Hilfen im Bereich unbelebter Materie, wie Geräten, Maschinen, Fahrzeugen, etc.
9. Lebenserfolg, Verjüngung und Verschönung

Ganz wichtig ist jedoch zu wissen, dass dieses alles NICHT jedem Menschen automatisch zufällt, nur weil er nun damit beginnt, die Lehre Bruno Grönings anzuwenden. Bruno Gröning erklärte des Öfteren, dass alle Krankheiten zu heilen seien, nur nicht jeder Mensch! Dieses bedeutet, dass ein Mensch dazu bereit sein muss, Schlechtes und Böses abzulegen und sich von diesen Dingen - mit dem Einsatz all seiner Willenskraft - dauerhaft abzuwenden. Wie Sie sehen, kann Ihnen NIEMAND auch nur den geringsten Erfolg versprechen. Jedoch können sich selbst die übelsten Menschen, dank der Lehre, oftmals ganz neu ausrichten - zum Guten hin, womit dann dennoch ALLES möglich ist! Aber auch Menschen, die selbst im rechtlichen Sinne gar nicht böse sind, aber nicht so recht vom Bösen ablassen können, sind von all den neun zuvor genannten Punkten in unterschiedlichem Maße Nutznießer. Das Maß dieses „Nutzens" hängt einerseits davon ab, inwieweit sich ein Mensch dem HEILSTROM öffnen bzw. hingeben kann und andererseits von demjenigen, der über allen Menschen und Engeln steht und der uns oftmals sehr, sehr gerne mit seiner Gnade – einem sehr großen Geschenk – weiterhilft.

Würden Sie einmal bewusst auf die Gesichter derjenigen Menschen achten, die sich in eine entsprechende Gemeinschaftsstunde begeben, um diese Gesichter vor und nach einer solchen Stunde zu vergleichen, so würden Sie Wunderbares darin erkennen können. Was nur mag im Inneren eines Menschen vorgehen, der leidet, Probleme und Schwierigkeiten ausgesetzt ist, sich einsam, verlassen und unverstanden fühlt, der zum Treteimer seiner Mitmenschen geworden ist und in der Welt keinerlei Wert und Anerkennung mehr auffinden kann - ja, was nur mag in einem solchen Menschen vor sich gehen, wenn er nach einer Gemeinschaftsstunde wieder über ein Wohlgefühl verfügt und an dem sogar ein

Funkeln in den Augen zu bemerken ist. Was also ist es, das da im Menschen eine so wunderbare Arbeit leistet, ihn aufbaut, ihn belebt und ihn wieder zum Menschen macht? Was ist es nur, das da in den tiefsten und dunkelsten Ecken des Menschen ganz sanft und leise zur Seele spricht? Was ist es, das da ganz sanft und zart sagt; „Ich liebe DICH über alles. DU bist es wert, dass ich DIR meine Hand entgegenstrecke, einer Hand, der DU bedingungslos vertrauen kannst und an deren unfehlbarer Hilfe Du glauben kannst, denn ich bin IMMER bei DIR."

Originalmaterial

Um nicht weitere Manipulationen, Entstellungen oder gar Verfremdungen zu ermöglichen, werden in diesem Buch die Worte Bruno Grönings stets wortgetreu wiedergegeben. Zum größten Teil können diese sogar - mit Hilfe der entsprechenden Quellenhinweise - im Original (kosten- und spendenfrei) angehört werden.

Dazu verwenden wir zwei verschiedene Systeme, nämlich zum einen die Quellenangaben, bei denen die Aussagen auch im Originalton verfügbar sind und zum anderen ein System, das verwendet wird; wenn seine Worte nicht auf Band aufgezeichnet aber stenografisch aufgezeichnet wurden.

Sind die Informationen Bruno Grönings als hörbares Originaldokument verfügbar, so findet sich im Anschluss an seine Worte - in eckigen Klammern - ein vierstelliger Zahlencode. Hierzu ein Beispiel:

»Vertraue und Glaube! Es hilft, es heilt – die göttliche Kraft« [0017]

Um die Stimme nun im Original zu hören rufen Sie die folgende Internetseite auf: *www.bg-freunde.de*

Im oberen Bereich findet sich ein Eingabefeld, indem dieser vierstelligen Code (ohne die Klammern) eingegeben werden kann.

Bei den Worten Bruno Grönings, die nicht als Tondokument vorliegen, folgt seinen Worten (ebenfalls in eckigen Klammern) - sofern bekannt - das Datum und der Ort, an dem er damals, die wiedergegebenen Worte, sprach. Hinter all diesen Textauszügen findet sich das jeweils vollständige Dokument, für Jedermann nachlesbar ebenfalls auf der oben genannten Internetseite.

Weiterhin finden Sie innerhalb der hier wiedergegeben Texte häufig auch runde und eckige Klammern. Es handelt sich dabei stets um erforderliche Hinzufügungen, welche die Authentizität des Originaltextes jedoch nicht beeinflussen. Bei zumeist nur einzelnen Worten in runden Klammern wurde Text hinzugefügt, um der heute üblichen Ausdrucksweise gerecht zu werden und um den Text leichter erfassen zu können. Bei Ergänzungen in eckigen Klammern handelt es sich immer um zusätzliche Erläuterungen, die einen Bezug zu einer anderen Stelle (innerhalb eines Vortrages) haben und ebenfalls notwendig sind, damit nichts in die einzelnen Aussagen hinein gedichtet werden kann.

Grönings Worte zur Geheimhaltung

Die folgenden Worte Bruno Grönings über sein Tonbandarchiv sprach er mit tief-trauriger aber dennoch liebevoller Stimme auf Band:

»Ich werde ein Tonbandarchiv aufstellen, das den höchsten Wert, den Wert aller Menschen wieder neu einigt; dass auf diesen all das gesprochen ist, das auch späterhin noch in der Schrift festgehalten werden wird, (...), dass ich den Kommenden hinterlasse.« [26.12.1958]

»Diese Lehre, die ich Ihnen heute bei meinem Hiersein mit auf dem Weg gegeben (habe), soll nicht bei Ihnen alleine verbleiben. Es darf nie ein Geheimnis sein, sondern wir leben hier in der göttlichen Freiheit, so dass wir uns verpflichtet fühlen müssten, nicht nur an uns, sondern an all unsere Nächsten zu denken.« [A001]

»Wir sollen von dieser großen Liebe Gottes beseelt (sein) und diese da dann auch weitergeben können.« [A002]

»Es wäre grundfalsch, wenn der eine so der andere diese große Lehre, die Lehre Gottes, nur für sich vereinnahmen (wollte).« [A003]

Seine Anweisung an die Gemeinschaftsleiter: »Dieses Tonband bitte ich (Sie) dann genauestens abzuhören und den Freunden selbst mithören zu lassen, damit auch sie diese, meine(n) Worten lauschen und diese Lehre so in sich aufnehmen, damit sie auch wirklich nicht was, sondern das davon haben, was sie sich schon lange erhofft, schon lange ersehnt haben.« (A004)

Über das »MÜSSEN«

Der freie Wille des Menschen wurde uns Menschen von Gott aus mitgegeben. Im Geistigen ist dieser freie Wille unantastbar, selbst für Gott! Dieses ist notwendig, damit sich der Mensch entwickeln kann und aus freien Stücken wieder auf den Weg zurück zu Gott gelangen kann. Ohne den freien Willen würde der Mensch ehr einem Tier ähneln, als einem Wesen, dass Gott im Vollmaße in seinem Herzen tragen kann. Der Mensch muss demnach also gar nichts!

In diesem Zusammenhang wundert sich der eine oder andere darüber, dass Bruno Gröning oftmals die Worte „Sie müssen..." verwendete.

Dieses „MÜSSEN" bezieht sich jedoch stets auf den zuvor vom Menschen gefassten Entschluss wieder heil werden zu wollen. Um dieses „Heil werden" erlangen zu können ist es dann nötig bestimmte Dinge zu tuen.

Bruno Grönings „MÜSSEN" stellt in diesem Sinne keine Einschränkung der Willensfreiheit dar, sondern das genaue Gegenteil, da der Mensch bereits den Willen gefasst hat wieder heil zu werden und nun nur noch einen Leitfaden benötigt, um sein Ziel zu erreichen.

Besser noch: Da wo es bei Bruno Gröning „MÜSSEN" heißt finden Sie allzeit die wahren wertvollen Lebensperlen, die Ihnen zum größten Nutzen gereichen.

Teil B
Grundlagen

»Hier hast Du die Verbindung;

die Verbindung zu Gott.«

(Bruno Gröning)

Wer war Bruno Gröning?

Bruno Gröning lebte von 1906 bis 1959 und war ganz sicher einer der größten Menschen, der jemals über diese Erde wandelte.

Im Jahre 1949 geriet er, bedingt durch einen gewaltigen Presserummel, ins Licht der Öffentlichkeit, da es durch sein Tun zu sehr vielen und oft auch unglaublichen Heilungen kam. Selbst von der Medizin aufgegebene Menschen fanden durch ihn Hilfe und Heilung!

Doch bereits nach kurzer Zeit bildeten sich einflussreiche Gegenkräfte, die nichts unversucht ließen, Bruno Grönings Wirken zu unterbinden und ihn sogar zu beseitigen. Doch ein beinahe 10 Jahre andauernder Kampf ging nicht für ihn, sondern für uns Menschen verloren.

Er selbst sagte voraus, dass er innerlich verbrennen würde, wenn ihm eines Tages das Heilen verboten würde. Diesen Tag erwartend sprach er davon, dass dieser der schönste Tag in seinem Leben sein würde, an dem er wieder in die Herrlichkeit unseres Vaters zurückkehren würde.

Und so konnte sein Leibesleben von Ärzten nicht mehr gerettet werden, da diese nur noch die angekündigte, totale innere Verbrennung feststellen konnten.

Doch was Bruno Gröning uns tatsächlich brachte, waren nicht nur die Heilungen, von denen es heißt, dass einmal in nur einer Nacht ca. 30.000 Menschen geheilt werden konnten, sondern eine Lehre, die so unermesslich tief, weise und liebevoll war, dass einem jeden Menschen, der sich hiermit ernsthaft beschäftigt, klar werden muss, dass es sich um eine göttliche Lehre handelt, die ein jeder Mensch leicht befolgen kann – so er selbst es will – um auf dem geistigen Wege nicht nur zu einem gesunden, sondern auch zu einem glücklichen Menschen werden kann. Hierdurch ist er nun angetreten, einen neuen Lebensweg zu bestreiten - einen besseren als bisher – den Weg nach Hause, den Weg zurück zu Gott!

Über die Person Bruno Grönings wurde sehr viel geschrieben, doch leider kaum etwas über sein tatsächliches Wesen. Denn eines ist klar, sein Körper war irdischer Natur, sein Name von Menschen gegeben, doch sein Wesen – so sanft, so liebevoll und einfühlsam, so voller Demut und mit einer kaum erfassbaren Liebe – kann nur aus den allerhöchsten Himmelreichen stammen.

Bruno Gröning müsste im Grunde in einer Reihe mit allen großen Propheten dieser Welt genannt werden, denn was er tat, war nichts anderes, wie ein Prophet (=göttlicher Lehrer) zum Wohle der Menschen aufzutreten, gepaart mit den wunderbarsten Taten; der Heiligung der Kranken und Verlorenen. Und dabei machten seine Heilungen nur 5 % seines Wirkens aus; der Rest seines weiteren Wirkens liegt für die meisten Menschen in einem völligen Dunkel begraben.

Aber mit seinem Heimgang war sein Wirken noch nicht beendet, denn nun – als der große Engel, der er im Himmel schon immer war und nun wieder sein kann - ist sein weiteres Wirken nicht mehr durch einen von Menschen angreifbaren Körper verbunden, sondern immer und jederzeit präsent, für alle Menschen, die ihn im Geiste rufen - solange unser Vater dieses will! Welch ein wunderbares, abermaliges großes Geschenk haben wir hier in Wahrheit erhalten?

Da über Bruno Gröning bereits viel geschrieben und berichtet wurde, aber sich vieles davon als Falsch erkennen lässt, sind seine eigenen Worte höchst interessant. Im Zusammenhang mit seinem Erdenleben, findet sich im Anhang D daher sein eigener Lebenslauf aus dem Jahre 1956. Bei diesem Schriftstück handelt es sich um das mit Abstand Aussagekräftigste, das uns Bruno Gröning kennen lernen lässt.

Das Energiemodell des Menschen

Bruno Gröning verglich den Menschen mit einer Autobatterie. Entsprechend einer solchen Batterie verfügt auch der Mensch über eine bestimmte Energiemenge in seinem Körper. Ist die Autobatterie nahezu leer, kann ein Auto nicht mehr starten, obwohl der Ladezustand dennoch - gerade so - für ein Autoradio ausreichen kann. Obwohl sie also noch funktioniert, kann diese dennoch ihren ihr zugedachten Dienst nicht mehr erfüllen.

So ist es auch beim Menschen. Dieser verfügt innerhalb seines Körpers über mehr oder weniger Energie. Kommt es zu einer starken Entladung, so erklärte er, sei der Mensch krank.

Nun ist es aber nicht notwendig, eine Batterie vollständig aufzuladen, damit diese wieder ihren Dienst aufnehmen kann, denn es genügt gerade so viel Energie, um den Motor mit Hilfe des Anlassers zu starten. Sobald der Motor dann läuft, lädt dieser die Batterie, durch die Lichtmaschine, weiter auf.

Genau so funktioniert auch der menschliche Körper. Ist er energielos - wir sagen auch kraftlos – geworden, so muss er wieder aufgeladen werden. Wir alle wissen aus Erfahrung, dass sich der menschliche Körper während des Schlafs, wenigstens zum Teil, wieder auflädt. Weiteres können wir dann unserem Körper durch eine natürliche Nahrung hinzufügen. Die notwendigste aller Energien aber besteht aus der von Bruno Gröning so genannten „göttlichen Kraft", die den Menschen nicht nur helfen, sondern auch heilen kann!

Ein Mensch, dem über eine längere Zeit zu wenig Energie zur Verfügung steht, wird krank, Glieder und Organe funktionieren nicht mehr richtig, und schließlich kann er seinen Körper nicht mehr so nutzen, wie er es will.

Bruno Gröning sagte über die Energie der Batterie: »Wenn Sie eine Batterie besitzen, und diese Batterie leer geworden ist, so wissen Sie, dass eine leer gewordene Batterie keine Energien (mehr) aufweist. Und Sie, die weiteren Organe, das heißt, Dinger, (die) an dieser Batterie angeschlossen (sind); sei es eine Klingel, sei es eine Hupe, sei's ein, irgendein technisches Gerät, sei es, was es auch sei, wo diese Batterie, die die Energien doch in sich hat - dieses technische Wunder - durch die Energien dahin gehend bewegt, dass sie dieses Gerät wieder in Funktion treten (lassen) kann.« [0108]

Sobald ein Mensch über zu wenig Energien verfügt, so dürfte es ihm doch sehr schnell bewusst werden, dass er selbst nun tätig sein muss, um zu neuen Energien zu gelangen. Ist der Mensch z.B. infolge seines Energieverbrauchs müde, so müsste er sich alsbald zur Ruhe begeben. Er selbst ist es auch, der den Heilstrom, den wir noch kennenlernen werden, aufnehmen müsste. Von alleine kann sich der Körper nicht gänzlich aufladen, erst recht nicht durch die Einnahme irgendwelcher Mittelchen, die lediglich eine Versündigung am eigenen Körper darstellen.

Sind jedoch erst einmal die Glieder und Organe des Menschen von der Energielosigkeit betroffen, d.h. dass sie krank geworden sind, dann ist es allerhöchste Zeit, sich um höhere Energien zu bemühen und darüber hinaus genauestens und sorgsam auf seinen Körper zu achten, womit Bruno Gröning wohl sagen wollte; dem eigenen Körper die allerhöchste Aufmerksamkeit zukommen zu lassen.

Er selbst sagte: »Der eine der hat mehr, der andere hat weniger (Energien)! Der natürlich weniger Leben in sich, weniger Leben um sich und wenig Leben in seinem Körper hat, das heißt, dass er die Lebensenergien nicht mehr besitzt, so müsste es ihm klar sein, dass er selbst es ist, der alles dazu beizutragen hat, neues Leben, neue Kraftenergien aufzunehmen, sodass er dadurch in der Lage ist, wirklich über seinen Körper zu bestimmen, dass jedes Glied, jedes Organ voller Energien ist, sodass dieses da dann in Tätigkeit gesetzt werden kann, ganz demnach wie der Mensch diesen seinen eigenen Körper zu schalten weiß.« [0097]

Hieraus ergibt sich eine einfache und selbstverständliche Konsequenz; nämlich, dass diese Beachtung des eigenen Körpers und seine Versorgung mit Energien ab sofort als die höchste Pflicht angesehen werden kann. Es würde von großer Weisheit zeugen, diesem mit allem Ernst nach zu kommen. Beobachten Sie sich ab heute also selbst, fragen Sie sich immerzu, ob Ihnen das, was Sie gerade tun, gut tut oder eher schadet, bzw. Sie sogar schwächt. Oft sagt der Mensch ja schon von sich aus, dass Dieses oder Jenes ihm Kraft kostet. Doch selten sagt er, dass ihm etwas gut tut. Ein weiterer guter Rat wäre es demnach, sich selbst besser kennenzulernen.

Der Schlaf als Energiequelle

Eine Möglichkeit, den Körper mit Energie zu versorgen, ist der Schlaf. Durch diese Energieaufnahme fühlen wir uns morgens erholt und fit für den kommenden Tag. Jedoch reicht diese Energie oft nur bis zum Vormittag, was der Mensch dann dadurch kundtut, dass er selbst sagt „schwach" oder „energielos" zu sein. Indirekt erklärte Bruno Gröning, dass es sich dabei nur um die zuvor beschriebene, sehr schwache Aufladung des Körpers handelt, vergleichbar mit jener schwach aufgeladenen Autobatterie, deren Energie gerade so ausreicht, um den Anlasser eines PKWs zu betätigen. Erst durch die weitere Aufnahme von Energien kann dann die Lichtmaschine des Fahrzeuges die Batterie vollständig laden. Dann aber kann die Autobatterie für all das verwendet werden, wozu diese im Fahrzeug gedacht ist.

Bruno Gröning: »Nicht anders ist es hier; (bei) unser(em) menschlichen Körper. So der Mensch einige wenige Energien über Nacht aufgenommen (hat), so glaubt er gleich, alles Mögliche tun zu können und auch zu müssen und bei diesem hin (und her) sich mit allem möglichem Dingen (zu) beschäftigen, sodass er bis in die Vormittagsstunde wieder energielos geworden (ist). Er drückt sich dahin gehend aus, (dass) er sagt, er sei müde, er sei energielos, er ist nicht mehr in der Lage, nur einen Gedanken aufzunehmen, er kann sich nicht fassen, er ist einfach schwach, er ist ein Schwächling, er ist krank. Dieses, meine lieben Freunde, „Kranksein" heißt nur, energielos sein!« [0111]

Bruno Gröning: »Wenn ich Sie jetzt für einen kleinen Augenblick mit einer Batterie vergleiche, die energielos geworden, ja, so werden Sie wissen, dass auch Ihr Körper energielos geworden (ist), und Sie nicht in der Lage sind, vom Kopf bis zum Fuß schalten zu können, um zu fühlen, was da unten los ist, und so wie Sie dann (über) das Glied zu bestimmen haben, wie Sie doch Ihre einzelnen Glieder regen und bewegen können, wie Sie Ihren ganzen Körper in Betrieb setzen können. Aber dieses doch nur da dann, so Sie genügend Energien aufweisen, dass Sie (über) Ihren Körper bestimmen und diese Energien ihn da dann dazu bewegen.« [0132]

Der Heilstrom – Herkunft und Nutzen

Eine entladene Autobatterie wird mithilfe eines Ladegerätes durch den elektrischen Strom aufgeladen. Für den menschlichen Körper gibt es auch einen Strom, der uns ebenfalls wieder aufladen kann; der sogenannte Heilstrom. Dabei ist es offensichtlich so, dass die im Heilstrom verborgenen Energien bei Weitem mehr zu vollbringen vermögen als der Schlaf. Der Gedanke, dass sich die Aufladung des Körpers durch den Schlaf und durch den Heilstrom auf verschiedenen Ebenen abspielt - wir können auch sagen, dass es sich hierbei um verschiedene Energieformen handelt – liegt nahe.

Der Heilstrom findet bei Gott seinen Ausgangspunkt, ähnlich einer Quelle, die niemals versiegt. Ein jeder Mensch nun, der Gott um diesen Heilstrom bittet, nichts Böses im Schilde führt und die noch zu beschreibende Technik des Einstellens anwendet, erhält ihn auch. Dieses können wir als ein unantastbares Naturgesetz verstehen.

Gleichzeitig stellt dieser Heilstrom eine Verbindung zu Gott her, über die nun die Energie, ähnlich wie bei einem Telefongespräch, direkt zum Menschen bzw. zu einer Gruppe von Menschen fließen kann. Bruno Gröning sagte hierzu: »Hier hast Du die Verbindung – die Verbindung zu Gott.« [0016]

Dieser Strom ist für die Genesung eines kranken Menschen von entscheidender Bedeutung. Denn wie bei einer Autobatterie wird nun der Mensch wieder mit Lebensenergie aufgeladen. Diese Energie fließt dabei durch den gesamten Körper, auch zu den kranken Stellen, bzw. den betroffenen Organen und Gliedern. Dort kann sie scheinbar eine Wiederherstellung dieser kranken und auch abgestorbenen Stellen verursachen.

Die beiden Gedanken-Sender

In der Lehre Bruno Grönings, wie auch der Jesus Christus, spielt der Gegenspieler – Satan – eine entscheidende Rolle. Er ist der direkte Gegner Gottes und der Feind allen Lebens und allem Guten! Beide, d.h. sowohl Gott selbst als auch Satan, senden Gedanken aus, die wir aufnehmen können und uns wie eigene Gedanken erscheinen. Dabei dürfte klar sein, dass die göttlichen Gedanken uns stets zum Guten führen und die des Gegenspielers immer ins Verderben. Dabei sind die Gedanken des Gegenspielers sehr listreich, verlockend, Gutes versprechend, aber auch verführerisch und zumeist laut und aufdringlich! Die Gedanken unseres Vaters sind eher sehr sanft und leise, voller Liebe und Weisheit. Oftmals wird von Menschen beschrieben, dass die Gedanken des Gegenspielers den Kopf ansprechen, während die guten Gedanken stets das Herz berühren.

Gezieltes Umschalten auf den guten Sender

Ein Schlüsselelement in der Lehre Bruno Grönings ist die Kenntnis, bzw. die Anwendung des „Einstellens" auf die guten , also von aus ausgesandten Gedanken. Es handelt sich dabei um einen gezielten, bewusst herbeizuführenden Vorgang, der durch eigene Gedankentätigkeit, beinahe ohne jedwede Mühe oder Anstrengung, möglich ist. Dazu schaltet der Bruno Gröning Freund seine Gedanken einfach auf „gute Gedanken" um. Dieses gelingt ausnahmslos jedem Menschen. Es genügt zunächst zur (innerlichen) Ruhe zu kommen und dann an etwas Schönes zu denken, wie z.B. ein schönes Erlebnis in der Vergangenheit oder der Aufenthalt an einem schönen Sonnentag in der Natur.

Diese einfache Technik ist notwendig, um den Heilstrom zu empfangen, worüber auf den nächsten Seiten noch ausführlich berichtet wird.

Der Ausdruck „Einstellen" fand seine Entsprechung an den damals üblichen Radiogeräten, die sich mit Hilfe eines Drehknopfes jederzeit auf eine andere Frequenz und damit auf einen anderen Sender einstellen ließen. Sofern für den einzelnen Menschen aus dem Radiogerät nichts Gutes zu vernehmen war, konnte er einfach durch *Einstellen* auf einen anderen Sender (durch Drehen am Knopf) ein anderes Programm auswählen.

So ist es auch beim Menschen. Wenn er, der Mensch, keine guten Gedanken vernimmt, kann er sich selbst einfach auf einen anderen Gedankensender neu einstellen. Dafür dreht er dann zwar an keinem Knopf, sondern ändert seine Gedanken dahin gehend, dass er an etwas Schönes denkt, was dem Drehen am besagten Knopf allerdings entspricht. Das genügt! Der Unterschied ist eben nur der, dass sich der Mensch nur dem einen oder anderen Sender (Satan oder Gott) zuwenden kann, während es beim Radiogerät viele Sender sein können.

Manchmal, wenn auch nur in seltenen Fällen, scheint es, als ob sich der Mensch von negativen Gedanken gefesselt und überwältigt fühlt, sodass es ihm zunächst unmöglich zu sein scheint, einem guten, schönen Gedanken nachgehen zu können. Hier ist es dann möglich, den eigenen Willen hinzuzufügen, indem der Mensch mit allem Nachdruck (in Gedanken) sagt: „Ich will jetzt einen guten, göttlichen Gedanken!"

Der Zustand des Kranken bzw. der Menschen im Allgemeinen

Bruno Gröning erklärte, dass ein kranker Mensch lediglich ein energielos gewordener Mensch sei: »Dieses, meine lieben Freunde, krank sein heißt nur, energielos sein.« [0111]

Wenn dem aber so ist, dann haben wir auch bereits den Grund dafür gefunden, warum dem kranken Menschen alleine durch die Aufnahme des Heilstromes Hilfe zuteil werden kann.

Diese Energie, die durch den Heilstrom transportiert wird, will nun mal in den menschlichen Körper eindringen, um ihn mit dem notwendigsten zu versorgen. Wenn Bruno Grönings Gleichung stimmt (Krankheit = Energielosigkeit), so bleibt der Krankheit nichts anderes übrig als sich zurückzuziehen, sobald sich der Hilfesuchende für diese Energie öffnet! Erfreulicherweise kann sich hiervon jeder Mensch selbst überzeugen!

Inwieweit jemand bereits von einer Krankheit erfasst wurde, bzw. wie es in seinem Körper tatsächlich aussieht, weiß er gar nicht so genau, denn selbst dann, wenn sich der Mensch noch nicht krank fühlt, kann dennoch bereits einiges im Argen liegen.

Bruno Gröning spricht über die Energien für den Körper

Hier noch eine kleine ergänzende Zusammenstellung verschiedener Informationen über die erforderlichen Energien für den Körper. Wie sich diese Energien durch den Heilstrom aufnehmen lassen, erfahren wir dann im nächsten Kapitel.

Bruno Gröning: »Wenn ich Ihnen jetzt nur ein wenig von all dem sage, worin auch weiterhin die Wahrheit liegt, indem ich Ihnen jetzt zurufe: Vertraue und glaube - es hilft, es heilt die göttliche Kraft! Also all das, das ganze Leben, wird durch die Energie - durch die Energie Gottes - bewegt. Denn das ist das Leben! Wie ein technisches Wunder auf die Energien angewiesen ist, so sind auch wir, als Lebewesen Gottes, auf diese - seine Energien – angewiesen.« [0130]

Bruno Gröning: »Also, Sie haben nicht geahnt, nicht ahnen können, wie groß [=in welchem Maße] der Körper von dem Unheil schon erfasst (war) und sich alles darauf vorbereitet (hat), ihn so urplötzlich abzubauen. Daher ist es notwendig, dass Sie immer dafür Sorge tragen, dass Sie immer voller Energien sind. Darauf kommt es an und das ist die Hauptsache!« [0129]

Die Aufnahme des Heilstroms

Nun stellt sich die Frage, wie wir, als sterbliche Menschen, an diese Energien gelangen können und wie wir ihr den Weg in unseren Körper freimachen können. Es ist viel einfacher, als man denkt!

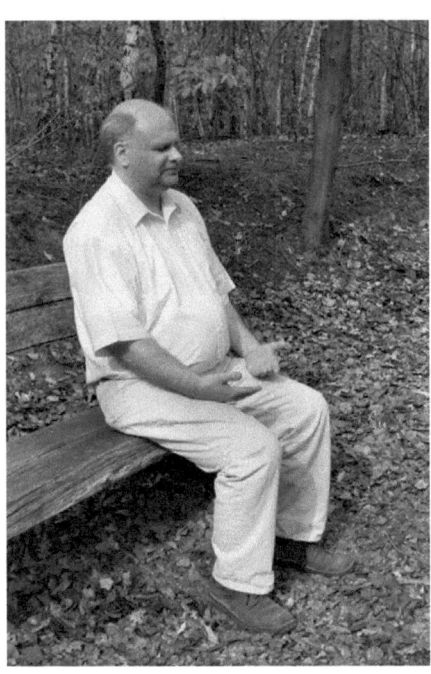

Körperhaltung

Um den Heilstrom aufzunehmen, ist eine sogenannte offene Körperhaltung notwendig. Dabei sitzt der Mensch ruhig auf einem Stuhl, ohne Arme und Beine zu überkreuzen. Die Hände werden auf die Oberschenkel gelegt, sodass deren Haltung nach oben geöffneten Blütenkelchen ähnelt.

Je freier und gerader der Oberkörper dabei gehalten werden kann, umso leichter kann der Heilstrom in den Körper einströmen.

Idealerweise sollte dazu auf einem Stuhl ohne Armlehnen Platz genommen werden, da die Armlehnen den Heilstrom stören würden. Ebenso ideal wäre es, so weit wie möglich von der Rückenlehne ab zu rücken, d.h. an der vorderen Stuhlkante zu sitzen. Diese ideale Sitzhaltung kann aber nur selten – zumindest nicht ohne eine längere Gewöhnungsphase – über die Dauer einer Gemeinschaftsstunde durchgehalten werden. Daher wird der Gemeinschaftsleiter Sie ab und an daran erinnern, wenigstens während des Abspielens der Einstellmusik dieser idealen Körperhaltung nahe zu kommen. Die obige Abbildung zeigt diese ideale Körperhaltung.

Die optimalste Körperhaltung allerdings wäre das aufrechte Stehen, bei der einerseits ein kleiner Abstand zum nächsten Nachbar einzuhalten wäre und auch nichts Schweres, wie z.B. Handtaschen, am Körper getragen würden. Auch diese Haltung kann ein Mensch nicht oder nur selten über die Dauer einer Gemeinschaftsstunde durchhalten. Es wäre jedoch denkbar eine solche Haltung durchaus für wenige Minuten (während der Einstellmusik) in einer Gemeinschaftsstunde einzunehmen.

Aber auch auf dem Rücken liegend ist der Heilstrom spürbar, was für einen erkrankten, bettlägerigen Menschen von großem Nutzen sein kann.

Innere Ruhe

Durch die gesamte Lehre Bruno Grönings zieht sich die Ruhe des Menschen wie ein roter Faden. Einem Menschen, der immer und in allen Situationen die Ruhe behält wird nur schwerlich vom Übel angegriffen werden können.

Beim Einstellen ist die innere und äußerlich wahrnehmbare Ruhe sogar die Grundvoraussetzung, um den Heilstrom überhaupt empfangen zu können. Ein Mensch der innerlich, d.h. in seiner Gedankenwelt nicht zur Ruhe kommt, kann keinen Heilstrom erleben. Aus diesem Grunde werden von den Gemeinschaftsleitern Techniken angewendet um auch den noch unerfahren Menschen, die Ruhe zu vermitteln. Mit hinreichend Übung allerdings wird es wohl jedem gelingen diese notwendige Ruhe jederzeit selbst herbei zu führen.

Im Wesentlichen kommt es darauf an, die üblichen Gedanken, die sich mit Leid, Elend, Krankheit usw.. beschäftigen los zu lassen.

Im Abschnitt C „Aufbaukursus" werden wir uns vertiefend mit der Ruhe beschäftigen.

Einstellmusik

Es ist empfehlenswert, und daher auch übliche Praxis, während des Einstellens eine sogenannte Einstellmusik abzuspielen. Die Musik unterstützt die eigene Entspannung und das Loslassen von Sorgen; lenkt also in gewisser Weise vom Alltag mit all seinen Übeln ab. Unbedingt notwendig ist eine solche Musik nicht, vereinfacht jedoch das Einstellen erheblich, insbesondere dem Ungeübten.

Es ist nicht notwendig eine bestimmte, speziell komponierte Einstellmusik zu verwenden. Handelsübliche ruhige, klassische Musik ist vollkommen ausreichend. Es gibt auch Meditations- und Entspannungsmusik, die zum Einstellen hervorragend geeignet ist.

Höchst interessant ist auch der Umstand das sogenannte Filmmusik (auch „Soundtracks" genannt) ungewöhnlich oft als ideale Einstellmusik benannt wird.

Bei der Auswahl der Musik sollte darauf geachtet werden dass Schlagzeug nur sehr sparsam, am besten gar nicht, eingesetzt wird. Einstellmusik kann auch Gesang enthalten, sofern dieser als „sehr ruhig" bezeichnet werden kann.

Während die Musik vernehmbar ist sollten zusätzlich noch die Augen geschlossen werden, wodurch sich der Mensch aller visuellen Einflüsse entziehen kann. Freunde berichten, dass Sie hierdurch mit ihrem wahren inneren Kern der Quelle des Heilstroms viel näher sein können.

Gedanken & Einstellen

Sobald die entsprechende Körperhaltung eingenommen wurde, kommt es darauf an, sich auch gedanklich zu öffnen. Die richtigen Gedanken sind von allergrößter Bedeutung, denn durch diese kann der Bruno Gröning Freund nicht nur für die innere Ruhe sorgen, sondern öffnet sich mit diesen für den Heilstrom. Dabei ist es offensichtlich so, dass die Intensität des Heilstromes im Verlauf des Einstellens langsam zunimmt.

Sobald der Mensch auch nur den geringsten negativen Gedanken zulässt, verschwindet der Heilstrom augenblicklich! Erst durch erneutes Umschalten auf gute Gedanken (oder besser: Visualisierungen) kann sich der Heilstrom erneut - langsam - aufbauen.

Negative Gedanken wären z.B. Sorgen, Zukunftsängste, Hass, Hader, Boshaftigkeit, Neid, Herrschsucht und Habgier, insbesondere Gedanken an die eigene Krankheit. Als positiv sind Gedanken an die Natur, Gott, Liebe, Großherzigkeit, Glück aber auch schöne Erlebnisse aus der Vergangenheit zu bezeichnen. Wie zwischen diesen Gedanken in einfachster Weise umgeschaltet werden kann haben wir bereits erfahren.

In der Praxis ist es so, dass negative Gedanken, an die wir uns zumeist bereits gewöhnt hatten, wie von alleine auftauchen und die guten Gedanken immer und immer wieder zu verdrängen beginnen. Doch durch das bewusste Umschalten, das EINSTELLEN auf das Gute, den göttlichen Sender, werden wir immer wieder und zunehmend häufiger zum Sieger über die eigenen Gedanken!

Verlangen, Erlangen, Bitten

Während des Einstellens sind Sie durch den Heilstrom direkt mit Gott verbunden. Einer der größten Fehler, den ein Mensch nun begehen könnte, wäre es, etwas von Gott zu verlangen, wobei ihm das Verlangte ganz sicher nur in sehr selten Fällen gewährt würde. Selbstverständlich dürfen Menschen ihn um alles bitten, wovon auch Sie reichlichst Gebrauch machen können. Bereits in der Bibel heißt es ja, „Bittet und euch wird gegeben!"

Das Gegenteil von „Verlangen" ist das „Erlangen" und da gibt es keinerlei Grenzen oder Einschränkungen bezüglich dessen, was Sie durch Gott erlangen können, denn bei Gott ist alles möglich, selbst das für den Menschen Undenkbare.

Spüren und beobachten

Viele Menschen können den Heilstrom, bzw. das Wirken des Heilstromes, wahrnehmen. Zumeist wird über ein Wärmegefühl oder ein Kribbeln innerhalb des Körpers - sehr oft an den Händen und innerhalb des Körpers - gesprochen. Üblich sind auch Beschreibungen wie „ein Strömen" oder „ein Strom", welcher bestimmte Körperregionen oder den ganzen Körper regelrecht durchflutet. Darüber hinaus gibt es noch zahlreiche weitere Effekte, die sich zusätzlich einstellen können. Häufige Begleiterscheinungen sind das Eintreten einer großen Ruhe, eine sehr große Entspannung oder eine erstaunliche Leichtigkeit, was bis zum Einschlafen führen kann.

In welchem Maß diese Reaktionen auftreten können, hängt u.a. davon ab, wie weit sich ein Mensch für den Heilstrom öffnen kann, d.h., inwieweit es ihm gelingt, die negativen Gedanken abzuschalten!

Es gibt natürlich auch nicht gerade wenige Menschen, die bei den ersten Besuchen der Gemeinschaftsstunde nichts oder nur sehr wenig spüren. Dennoch scheint auch bei diesen oftmals eine positive Wirkung einzutreten, da sie am Ende der Stunde einen sehr entspannten Eindruck machen, oftmals sogar ungewöhnlich glücklich wirken.

Bruno Gröning sagte, dass der Mensch seinen Körper beim Einstellen beobachten solle. Hierdurch wird die eigene Aufmerksamkeit von eventuell noch auftauchenden und damit störenden negativen Gedanken abgelenkt. Zusätzlich erfreut sich der Betreffende hierdurch an den körperlichen – zumeist sehr angenehmen – Reaktionen, was den Effekt des Einstellens noch weiter verstärkt und dadurch eine noch weitere Öffnung ermöglicht.

Bruno Gröning: »Ja, Freund, so du dich jetzt zur Ruhe setzt, das heißt, die Ruhe jetzt aufnimmst, du jetzt deinem Körper Beachtung schenkst, so wirst du feststellen, dass die Ladung, die Energien, in deinen Körper eindrängen und dass er, der Körper, voller Energien sein wird. Und dass diese Energien all das dann dazu bewegen, dass im Körper die Ordnung zustande kommt, das heißt, es wird geschafft im Körper, es regt und bewegt sich, es ist ein Gefühl, das Sie noch nie in diesem Ihrem Leben wahrgenommen. Es gab Störstellen, an denen (nun) gearbeitet wird.« [0135]

Daheim, Unterwegs und in der Gemeinschaft

Der Heilstrom kann überall und jederzeit auf der Welt empfangen werden. Daher kann er nicht nur daheim, sondern auch im Urlaub, am Arbeitsplatz, bei Verwandten/Freunden, in der Freizeit und sogar während einer Reise empfangen werden. Allerdings kann die verspürbare Intensität durch die Umgebung stark beeinflusst werden. Im Laufe der Zeit werden Sie hierzu entsprechende Erfahrung machen können, wobei die Faustregel gilt; den Heilstrom besser nur schwach wahrzunehmen, als sich erst gar nicht einzustellen.

Ein sehr guter Rat wäre es, den Heilstrom so oft wie möglich zu empfangen. Es sind sogar Uhrzeiten feststellbar an denen er allem Anschein nach etwas intensiver wirkt. Dieses hängt offensichtlich damit zusammen, dass sich zu jenen Uhrzeiten (jeweils um 9:00 Uhr abends und morgens) viele Menschen gleichzeitig einstellen.

Unschlagbar intensiv ist der Heilstrom im Rahmen einer Gemeinschaftsstunde zu erleben, da sich hier mehrere Menschen gleichzeitig und in nächster Nähe auf die göttliche Kraft einstellen. Erstaunlicherweise ist hier die Größe einer

Gemeinschaft – die Anzahl der Personen – zweitrangig. So gibt es sehr kleine Gemeinschaften, bei denen der Heilstrom bei Weitem intensiver zu erleben ist, als auf einer großen Tagung mit Hunderten!

Richtiges Verhalten direkt nach dem Einstellen

Bleiben Sie so lange wie möglich bei Ihrem Körper, d.h. beobachten Sie ihn auch weiterhin. Die Gedanken lassen Sie nach Möglichkeit ebenfalls noch abgeschaltet. Das, was Sie in Ihrem Körper jetzt noch fühlen und spüren, stärkt Ihr Selbstvertrauen und Ihren Glauben daran, dass etwas wunderbares, etwas göttliches geschieht! Sie erleben es ja gerade; die göttliche Kraft, die göttliche Liebe, wie sie in Ihnen wirkt!

Bruno Gröning: »Schenken Sie weiterhin Ihrem Körper Beachtung. Nehmen Sie jetzt keine Gedanken auf. Dass Sie sich erst mal dazu bewegen, dass Sie das Selbstvertrauen erlangen. Und dass auch Sie glauben an das, was Sie für Ihren Körper nötig haben.« [0137]

Richtiges Verhalten im Alltag

Ein überaus wichtiger Punkt ist der, auch im Alltag nicht mehr an die Krankheit und das Leid zu denken. Durch das andauernde Denken an Leid, Krankheit und andere negativen Dinge würden Sie diese regelrecht festhalten und unter Umständen - diese Erfahrung mussten schon viele Freunde machen - sogar noch verschlimmern.

Bruno Gröning: »Ich bitte Sie in aller Zukunft nicht mehr an Ihr Leiden zu denken, sondern ich bitte Sie, Ihren Körper zu beobachten, was in und an Ihrem Körper geschieht. Und dabei werden Sie alle die Feststellung machen, dass die bisher kranken Organe wieder lebendig geworden sind. Nicht mit dem Leiden beschäftigen! Ich sage: Wer sich mit seiner Krankheit beschäftigt, der hält sie fest. Wer sie aber loswerden will, und das wollen Sie wohl alle, der möge nicht daran denken, sondern seinen Körper beobachten, was so alles darin vorgeht.« (Steno, München, 23. 09. 1950)

Der rechte Umgang mit der aufgenommenen Energie

Das Einstellen lässt Sie also an der göttlichen Energie (der Liebe) teilhaben, d.h. dass die göttliche Energie direkt in Ihren Körper strömt und diesen wie eine entladene Batterie wieder auflädt. Als Sinnbeispiel mag hier die Akkuzahnbürste dienen, die viele Tage, ohne nachzuladen, ihren Dienst versieht und dann, irgendwann, merklich immer schwächer wird, bis Sie gänzlich ihre Funktion einstellt. Wird sie dann aber wieder aufgeladen, so funktioniert diese dann wie neu geboren, mit spürbar mehr Kraft als in den Tagen zuvor. So ist es auch mit dem menschlichen Körper, wenn dieser nun neue Energie durch das Einstellen erhält.

In der Folge jedoch kommt es nun darauf an, diese Energie nicht gleich wieder zu verschwenden, wofür es zahllos viele Möglichkeiten gibt. Zu Jesus Lebzeiten hätte für dieses Verschwenden der Ausdruck SÜNDIGEN genügt, heute ist er jedoch ein nur noch recht abstrakter Begriff. Verschwenden können Sie Ihre Lebensenergie, z.B. durch Zank und Streit,

Rachsucht sowie Süchten aller Art, ermüdende Nahrung, Lügen, langes „Aufbleiben" bis in die späte Nacht, Schlafmangel, Ärger und insbesondere durch die Unordnung.

Achten Sie in Zukunft also einfach recht aufmerksam auf das, was Ihnen nicht gut tut, Ihnen Ihre Energie raubt!

Bruno Gröning: »Hiermit holen Sie sich den rein natürlichen - ich nenne ihn den göttlichen - Strom selbst herein. Dieser Raum ist so voller Strom gefüllt, dass Sie diesen aufnehmen können und dass dies dann in alle kranken Stellen Ihres Körpers eindringt und Ihnen dadurch die Gesundheit bringen kann, dann, wenn Sie tatsächlich vorsichtig damit umgehen. Das heißt, die Gesundheit, die Sie empfangen, nicht gleich mit aller Gewalt wieder zerstören. Wenn sich ein Mensch etwas schafft, etwas aufbaut, so will er einen Nutzen, so will er seine Freude daran haben. Und hier ist es die Gesundheit. Und das ist das Kostbarste, was man einem Menschen, genauso auch auf der anderen Seite einem Tier oder aber auch dem pflanzlichen Leben geben kann.« (Steno, München, 23. 09. 1950)

Wie lange dauert es bis zur Heilung?

Niemand kann voraussagen, wie lange es dauert, bis ein Mensch seine Heilung erhalten wird. Heilungen geschahen bereits auf dem Weg zur Einführungsstunde oder auch erst nach 10 Jahren beharrlichen Durchhaltens.

Der erforderliche Zeitraum zur Erlangung einer möglichen Heilung liegt offensichtlich nur in zwei Faktoren begründet, nämlich (1.) im Ermessen bzw. in der Weisheit unseres Vaters und (2.) der Ernsthaftigkeit des Einzelnen mit der er sich der Lehre Bruno Grönings hingeben kann.

Die tatsächliche Dauer ist auch nicht ganz so wichtig, wie es vielleicht den Anschein hat, denn bereits vom Tage der Einführung beginnt der Mensch damit etwas in sein Leben anzunehmen, das er bisher nicht mehr für so wahrgenommen hat, was aber das Allerwichtigste ist.

Es kann sein, dass ein Mensch, der sehr lange auf seine Heilung warten muss, am Ende als ein sehr großer und geistig starker Mensch heranreift. Ebenso ist es möglich, dass ein Mensch, der sofort seine Heilung erlebt, nur noch einen kleinen Anstoß benötigt, um das, für ihn von Gott bestimmte Leben antreten zu können.

Außerdem weiß ja niemand so genau, wie es tatsächlich um seinen Körper steht, was alles schon in Unordnung geraten ist, bzw. welche Organe bereits in Mitleidenschaft geraten sind.

Bruno Gröning: »Verlangen Sie nicht, dass gleich die Ordnung [Heilung] in ihm [dem Körper] zustande kommt! Je größer die Unordnung, je mehr muss im Körper geschafft werden, und zwar solange, bis die vollständige Ordnung eingetreten ist. Sie wissen ja gar nicht, wie groß die Unordnung in Ihrem Körper schon ist. Auch bei denen, die das noch gar nicht so fühlen. «[0127]

Einen diesbezüglichen Anhaltspunkt ließ er uns dennoch wissen.

Bruno Gröning: »Jeder dieser abgebauten Körper weist einen großen Energiemangel auf. (...) Je größer der Verlust an Energien ist, desto länger oder öfter bedarf es einer Wiederaufladung, bis der Körper so viel an Energien aufweist, dass er wieder einsatzfähig ist.« (handschriftlich)

Dieses bedeutet, dass auch der Wiederherstellungsprozess innerhalb des Körpers eine bestimmte Menge Energie benötigt, oder anders ausgedrückt, dass auch die durch das Einstellen aufgenommene Energie wieder umgewandelt werden kann, um im Körper wiederherstellend zu wirken. Abhängig vom Gesamtzustand des Körpers ist es demnach notwendig, sehr oft die Energie durch den Heilstrom aufzunehmen. Somit dürfte sich der Einzelne von Mal zu Mal besser fühlen.

Einen weiteren Anhaltspunkt legt der einzelne Mensch selbst fest; dadurch nämlich, indem er sich selbst mehr oder weniger oft einstellt.

Bruno Gröning: »Nehmen Sie täglich neue, d.h. gute Kraft auf. (...) Und dann werden Sie hernach sagen, so sie genügend Kraft aufgenommen: „Jetzt fühle ich mich wohl, jetzt fühle ich mich frei". Ja, um das Böse zu beseitigen, Freunde, dazu braucht man viel, sogar sehr viel gute Kraft.« (Datum und Ort unbekannt)

Vorbeugen

Durch den Heilstrom ist es auch möglich, dem Unheil, etwa einer drohenden Erkrankung, vorzubeugen:

Bruno Gröning: »Also, Sie haben nicht geahnt, nicht ahnen können, wie groß der Körper von dem Unheil schon erfasst und sich alles darauf vorbereitet, ihn so urplötzlich abzubauen. Daher ist es notwendig, dass Sie immer dafür Sorge tragen, dass Sie immer voller Energien sind. Darauf kommt es an und das ist das Hauptsächliche!« [0129]

Regelungen

Einige Menschen erleben sogenannte Regelungen. Diese sind ein klares Zeichen für die einsetzende Heilung. Nicht immer muss es zu Regelungen kommen, um eine Heilung zu erhalten. Oftmals tritt eine Heilung sang- und klanglos ein, sodass der Geheilte erst nach einer gewissen Zeit, d.h. mit einer zeitlichen Verzögerung bemerkt, dass er eine Heilung erhalten hat.

Regelungen werden immer von körperlichen Symptomen begleitet. Diese können sehr schmerzhaft sein oder das alte Leiden kommt in noch nie da gewesener Intensität oder in anderer Form (d.h. es fühlt sich anders an als sonst) nochmals, bzw. letztmalig zum Ausbruch. Aber auch Kopfschmerzen, Übelkeit, Erbrechen, Fieber, Müdigkeit und weitere Reaktionen sind möglich.

Sollten Sie Regelungen erleben, dann haben Sie allen Grund in die größte und innigste Freude zu verfallen, obwohl es - gerade bei Schmerzen - nach außen hin kaum etwas Erfreuliches festzustellen gilt.

Ein für den kundigen Arzt typisches Anzeichen für eine Regelung besteht darin, dass auch die verschriebenen Medikamente, ja sogar Infusionen, keinerlei Einfluss auf die Regelung nehmen können. Daher handelt es sich sowohl für den in der Heilung befindlichen Kranken als auch für den Arzt in jedem Fall um eine Prüfung, die ein unbegrenztes Maß an Vertrauen in das Wirken Gottes erfordern!

Wann, warum und bei wem es zu Regelungen kommt, wurde leider noch nicht erforscht. Diese Zusammenhänge könnten künftig z.b. von der MWF (medizinisch-wissenschaftlichen Forschungsgruppe im Bruno Gröning Freundeskreis) erforscht werden. Bisher kann vorläufig nur gesagt werden, dass es sich bei Regelungen nur um eine Angelegenheit unseres Vaters handelt. Nur er bestimmt wem, wann und aus welchem Grund eine Heilung per Regelung gewährt wird. Gott verfügt über eine unendliche Weisheit und kennt jeden einzelnen Menschen bei Weitem besser als er sich selbst, weswegen es alleine aus diesem Grunde auch schon ratsam ist, als Betroffener Regelungen nicht zu hinterfragen, sondern einfach an seine Heilung zu glauben.

Niemals aber sollte der Mensch glauben, es handle sich um die alte Krankheit oder er müsse gar sterben, nein, das Gegenteil ist der Fall!

Bruno Gröning: »Und wenn Sie zu Hause sind und mal hier und dort Schmerzen bekommen, wie Sie sie noch nie gehabt haben, so fürchten Sie nichts, denn das sind die Schmerzen, die Regelungsschmerzen. Regelungsschmerzen deshalb, weil tatsächlich an kranken oder gar schon abgestorbenen Gliedern wieder das Leben einzukehren versucht. Da, wo alles in Unordnung war, muss die Gesundheit sich auch diesen Weg erkämpfen und solange daran arbeiten, bis das eine oder andere Organ wieder in Ordnung ist. Nichts fürchten, lassen Sie das über sich ergehen, es ist das Gute, das Göttliche.« (München, 23.09.1950)

Bruno Gröning: »Der Regelungsschmerz muss sein! Es befürchteten oft einzelne Menschen, wenn der Regelungsschmerz einsetzte, dass ein Rückfall eingetreten sei. (...) Deswegen mache ich Sie aufmerksam, wenn der Regelungsschmerz kommt, das zu erdulden. Es passiert nichts Schlimmes, sondern nur, dass der Mensch gesund wird.« (01.10.1949)

Bruno Gröning: »Da, wo alles in Unordnung war, muss die Gesundheit sich auch diesen Weg erkämpfen und solange daran arbeiten, bis das eine oder andere Organ, d.h. das kranke Organ, wieder in Ordnung ist. Nichts fürchten, lassen Sie das über sich ergehen. Es ist das Gute, das Göttliche!« (23.09.1950)

Auch die Dauer der Regelungen kann von Mensch zu Mensch unterschiedlich sein.

Bruno Gröning: »Es liegt bloß immer an der Größe des Leidens, das der eine oder andere in oder an seinem Körper hat. Es dauert alles seine Zeit!« (15.10.1949)

Bei Kopfschmerzen handelt es sich um eine besondere Form der Regelungen, da in diesem Fall auch vom Gehirn aus auf das Organ gewirkt wird.

Bruno Gröning: »Wer Kopfschmerzen kriegt, sage ich prima,

denn da muss es ansprechen, das muss jetzt durchgehen, um auf das Organ zu wirken.« (31.08.1950)

Auch der Zeitpunkt, zu dem Regelungen einsetzen, ist für den Einzelnen nicht vorhersagbar. Diese können sich nicht nur während einer Gemeinschaftsstunde einstellen, sondern auch noch viele Tage danach. Es gibt sogar Berichte darüber, dass eine Heilung bereits auf dem Weg zur Gemeinschaftsstunde oder zur Einführung einsetzte.

Medizinisch ist der Begriff der Regelungen vergleichbar mit dem Ausdruck ERSTVERSCHLIMMERNG in der Homöopathie, einem dort ebenfalls bekannten Vorgang, der anzeigt, das für die Heilung eines Patienten das richtige Mittel gefunden wurde.

Zusammenfassend kann also gesagt werden, dass Regelungen als SEHR positiv zu bezeichnen sind, auch wenn diese zunächst körperlich unangenehme Symptome zeigen, denn sie sind ein überdeutliches Zeichen dafür, dass die göttliche Kraft im Menschen wirkt und zu einer Verbesserung seiner Gesundheit führt! Aber, wie bereits gesagt, erlebt nicht jeder Mensch, der eine Heilung auf geistigem Wege erhält, Regelungen.

Verhalten bei Regelungen

Es kommt sehr darauf an, dass ein Mensch Regelungen als solche auch erkennt und dann daran glauben kann. Grundsätzlich aber gilt – und dazu hat Bruno Gröning immer wieder aufgerufen – weiterhin Medikamente einzunehmen und dem Arzt nach wie vor zu vertrauen.

Wichtig ist also die Tatsache, dass sich Regelungen von den Symptomen des alten Leidens unterscheiden lassen. Außerdem ist es angebracht, die Ruhe zu bewahren, wobei der Gedanke, dass es sich um eine von Gott gewollte Heilung handelt, als sehr hilfreich erweist.

Bruno Gröning: »Bitte nehmen Sie nicht gleich den Gedanken auf, indem Sie sich selbst sagen: „Tja, das schmerzt ja wieder!" Oder: „Das ist so warm!" Oder: „Es brennt!" Oder: „Es wird noch übler, als es je zuvor gewesen!" Nein Freunde, bewahren Sie die Ruhe! Geben Sie acht und ich sag's Ihnen gleich: Es ist nicht das gleich schmerzende oder warme Gefühl, wie's einst es war, als der Körper, die Organe, noch gestört gewesen, sondern Sie werden bald feststellen, dass es ein ganz anderes Gefühl ist, als das, wie's bisher immer gewesen ist.« [0136]

Zusätzlich aber kann ein in Regelungen befindlicher Mensch IMMER seinen Gemeinschaftsleiter anrufen. Gewöhnlich ist es dann so, dass sich dieser für den Freund einstellt und bei Bruno Gröning oder Gott um Linderung der Beschwerden bittet – was erfahrungsgemäß zumeist gewährt wird.

Teil C
Aufbaukursus

**»Ihr müsst Gott ein Versprechen geben,
dass Ihr mit dem Bösen nichts mehr zu tun
haben wollt, sondern euch ganz
dem Guten, dem Göttlichen zuwendet.«**

(Bruno Gröning)

Um die Heilung zu erlangen, bedarf es der Erfüllung einiger Voraussetzungen. Diese für sehr viele langjährige Bruno Gröning Freunde überraschende Erkenntnis ist jedoch recht logisch, wenn man der folgenden Überlegung weiter nachgeht.

Ein Mensch ist der Krankheit, Sorge, Angst, Verzweiflung etc. ausgesetzt, weil er sich nicht mehr in der göttlichen Ordnung befindet; d.h. mehr oder weniger viele göttliche Eigenschaften verloren oder aufgegeben hat. Dieses bedeutet nichts anderes, als dass der Mensch nunmehr bösen Gedanken nachgeht und auch Böses tut, was ihm oftmals auch gar nicht bewusst ist. Dieses Böse macht sich früher oder später dann auch im Körper und dem eigenen Umfeld breit.

Eine Heilung – oft auch Heilung genannt – kann logischerweise erst dann gewährt werden, wenn der Mensch von diesem krankmachenden Bösen ablässt. Wäre dieses nicht der Fall und der Mensch würde dennoch seine Heilung erhalten, würde er den üblen Dingen, dem Bösen, in noch schlimmerer Weise weiterhin nachgehen und zwangsläufig - selbst - zu einem noch größeren Übel werden!

Damit ist es doch vollkommen klar, dass eine Krankheit im Grunde nichts anderes als ein Schutz darstellt, um nicht selbst zu einem Teufel zu werden bzw. – wie Jesus es nannte - dem ewigen Tod der Seele zu verfallen.

In diesem Kapitel beschäftigen wir uns mit den wichtigsten Voraussetzungen, die ein Mensch erfüllen MUSS, um zu seiner Heilung zu gelangen.

Sie werden sehen, dass dieses nicht übermäßig schwierig ist und oft nur einer gewissen Willensanstrengung bedarf.

Sofern Sie tatsächlich an Ihrer Heiligung interessiert sind, dann nehmen Sie diese Punkte bitte sehr ernst, und arbeiten Sie mit aller Kraft und aller Anstrengung an der Umsetzung dieser. Setzen Sie auch all die Liebe, die Sie für sich selbst und Ihre Mitmenschen aufbringen können, ein, denn als gesunder Mensch sind Sie Ihren Mitmenschen, den Nächsten, ein Segen und Sie selbst werden spätestens nach Ihrem Heimgang (im Allgemeinen jedoch noch in diesem Erdenleben) einer wahren Lebensfreude, der Seligkeit, der Erlösung, dem Licht und der Liebe entgegen gehen.

Die im folgenden genannten Punkte sind einigen Gruppen um den Namen Bruno Gröning ein Dorn im Auge, weil der Mensch – sobald er dann plötzlich gesund wird und nicht mehr in die Gemeinschaftsstunde kommt – keine Spendengelder mehr abgibt, weswegen diese einfachen Punkte den Freunden sehr oft vorenthalten werden.

Es gibt auch Gemeinschaftsleiter, die sich vehement gegen das eine oder andere im Folgenden genannte stellen, was ich selbst oftmals miterleben musste. Von solchen Gemeinschaftsleitern, können Sie sich getrost trennen, denn ein Gemeinschaftsleiter, der sich bewusst gegen Ihre Heilung stellt, ist im Geistigen zu nichts Nützlichem mehr fähig.

Bruno Gröning rief immer wieder zur großen Umkehr auf, was nichts anderes bedeutet, als dass der Einzelne vom erkannten Schlechten bzw. Bösen ablässt. Die wichtigsten Punkte finden Sie nun auf den nächsten Seiten erläutert.

Ein Versprechen

Am wichtigsten ist es natürlich, die bereits angesprochene Umkehr auch tatsächlich an sich vollziehen zu wollen. Dieses bedeutet, dass Sie - ganz bewusst - alles, was Sie als „nicht richtig" erkennen, tatsächlich ablegen wollen und auch werden. Dieses Ablegen sollte daher ab sofort Ihre aller wichtigste Aufgabe sein, der Sie mit allem Ernst nachgehen. Dieses Versprechen geben Sie - beim Einstellen - niemand Geringerem als Gott selbst. Es ist das höchste, wichtigste und heiligste Versprechen, das Sie - als lebender Mensch - jemals abgeben können.

Bruno Gröning: »Ihr müsst Gott ein Versprechen geben, dass Ihr mit dem Bösen nichts mehr zu tun haben wollt, sondern Euch ganz dem Guten, dem Göttlichen zuwendet.« (Quelle: 2. Umschlagseite der Satzung des Vereins, den Bruno Gröning selbst begründete)

Gott kennt Sie ganz genau und wenn dann nach einem solchen Versprechen die hohe Wahrscheinlichkeit besteht, dass Sie Ihr Versprechen tatsächlich halten werden, kann es sein, dass Sie Ihre Heilung sofort oder innerhalb kurzer Zeit erhalten werden.

Haben Sie die hierfür erforderliche Lebensreife jedoch noch nicht erreicht, lässt er Sie dennoch nicht im Stich und hilft Ihnen dabei, diesen unabdingbaren Reifegrad zu erreichen. Und dieses kann bedeuten, dass sich um Sie herum oft zahlreiche Wunder ereignen, die jedoch so angelegt sind, dass Sie diese entweder gar nicht zur Kenntnis nehmen oder von Ihnen sogar bezweifelt werden. Es kann auch sein, dass sich Ihre Leiden erheblich vermindern.

Was Sie erleben werden, und was Sie in Zukunft nun nicht

mehr erleben werden, weiß nur Gott alleine. Seiner Weisheit aber können Sie bedingungslos vertrauen und Sie würden sehr gut daran tun, diesbezüglich ihm, der er Sie aus einer immer noch bestehenden, nahezu unendlichen Liebe heraus geschaffen hat, ihm, der Ihnen helfen will und Ihnen früher oder später mehr geben wird, als Sie jemals erbeten haben werden, bedingungslos zu vertrauen. Und dieser Eine wird Ihr Versprechen mit großer Freude annehmen. Wer weiß, ob Sie nicht diese Freude sogleich an sich verspüren werden, z.b. durch einen sich sehr lieblich anfühlenden Heilstrom, der ganz sanft und zart bis in den letzten Winkel Ihres Körpers eindringt, ja sogar bis in Ihre Seele und Ihren Geist, um Ihnen das in einer Weise zu sagen, was so noch niemals ein Mensch zu Ihnen sagte; nämlich, dass Sie selbst das Wertvollste auf dieser Welt sind, geschaffen, diese Liebe zu erleben und ebenfalls eine solch grenzenlose Liebe auszusenden.

Die Ordnung

Alles von Gott Geschaffene unterliegt einer gewissen Ordnung, der sogenannten „göttlichen Ordnung". Solange dieses Geschaffene nun nicht in eine Unordnung gerät, bleiben alles dieser Schöpfung, mit ihren gegebenen Eigenschaften, göttlich! Wie wir wissen, vermag der Mensch alles zu verändern und damit auch zu verschlechtern! Dieses betrifft im besonderen Maße auch die ihn umgebende Ordnung.

Unordnung hat heute in alle Bereiche des menschlichen Seins Einzug gehalten! Unordnung besteht in unserem Umfeld, in unserem Denken, in unseren Kontakten zu unseren Mitmenschen, in unserer Fotosammlung und sogar auf der Festplatte.

Innerhalb unseres Körpers bedeuten KRANKHEIT und UN-ORDNUNG genau das Gleiche, denn im kranken Körper muss ja irgendetwas die göttliche Ordnung verlassen haben, da er ansonsten ja einwandfrei funktionieren würde. Bruno Gröning verwendete daher sehr oft die Worte UNORDNUNG und ORDNUNG anstelle von KRANKHEIT und GESUNDHEIT. Nur wenn er sonst nicht so leicht zu verstehen gewesen wäre, verwendete er die zuletzt genannten Worte.

Bruno Gröning forderte dazu auf, immer zuerst für die Ordnung zu sorgen! Ein guter Rat wäre es, nun IMMER für die Sie umgebende Ordnung - mit absolutem Vorrang - zu sorgen und unentwegt ein besonderes Augenmerk darauf zu werfen, ob es nicht doch noch etwas gibt, das in eine bessere Ordnung gebracht werden kann.

Bruno Gröning: »Selbstverständlich habe nicht nur ich, sondern auch Sie die Pflicht und Schuldigkeit nach dem Gebote Gottes zu leben. Denn Gott hat seine Ordnung. Und so der Mensch diese Ordnung noch nicht erkannt oder auch noch nicht mal an die Ordnung Gottes glaubt, so wird auch er die Ordnung viel weniger um sich, erst recht aber auch nicht in sich erhalten. Denn das, was den Menschen - wie ich schon sagte - zur Ordnung führt ist ja das, dass der Mensch es wissen muss, was dieses Wort "Ordnung" ihm sagt. Er selbst hat alles dazu zu tun, sich von der Unordnung, in der er einst gelebt, von der er umgeben, von der er erfasst worden ist, soweit zu lösen, dass er mit dieser, mit der Unordnung nichts Gemeines mehr hat, sondern, dass er den festen Entschluss fässt jetzt wirklich, wahrhaftig in der göttlichen Ordnung zu leben und Gott zu folgen. Und weiter nichts, als nur das zu tun, was er sich selbst und seinem Körper schuldig ist. Und das Gleiche geht dann weiter, indem er da dann das auch an all seine Nächsten, von denen er umgeben, unter denen er sich bewegt, unter denen er lebt, das so wieder zu geben, wie er es selbst an sich - an seinen eigenen Körper - erfahren (hat).« [0008]

Wer um sich herum für Ordnung sorgt, in dessen Körper wird demnach alsbald wieder die Ordnung zurückkehren können.

Bruno Gröning: »Wir haben immer die Pflicht und Schuldigkeit dafür zu sorgen, dass um uns erst mal die Ordnung herrscht. Sodann wird auch in uns die Ordnung wieder lebendig, wir werden die Ordnung in unserem Körper wahrnehmen, wir werden da dann sagen "Ja das ist anders", "Es ist ein ganz anderes Gefühl". Ja, Freunde, dieses gute Gefühl kommt erst da dann zustande, so der Mensch um sich dafür sorgt, dass um ihn die Ordnung (herrscht). Und so um ihn die Ordnung ist, wird auch die Ordnung in ihm - in seinem Körper - herrschen.« [0030]

Nun aber sind nicht nur die Worte ORDNUNG und GESUNDHEIT bedeutungsgleich, sondern noch ein weiteres ganz gewichtiges Wortpaar.

Bruno Gröning: »Die Ordnung ist, mit einem Wort gesagt, Gott selbst."« [0031]

Demnach steckt in jedem Menschen, abhängig von seinem Gesundheitszustand, mehr oder weniger, viel Göttliches!

Der menschliche Körper lässt sich, wie wir nun erklärt bekommen, mit einem technischen Gerät vergleichen.

Bruno Gröning: »Wenn in einem technischen Wunder [einem technischen Gerät] irgendwie, -wo eine kleine und auch die kleinste Störung vorhanden ist, sodass die Energien da nicht durchgeleitet werden können, so wird dieses Gerät - das technische Wunder - niemals in Funktion treten. Natürlich ist es nicht anders in Ihrem Körper. Wenn die Energien nicht soweit ausreichend sind, dass alle Organe geladen, alle Organe so viel Energien aufweisen, dass es existieren, dass dieses Organ den weiteren Organ(en) dahin gehend unterstützt und eines mit dem anderen, alles in allem gesehen, soweit und gut zusammenarbeitet, dass in diesem Körper dann auch die vollständige Ordnung herrscht.« [0098]

Um die Ordnung herzustellen, ist es notwendig seinen eigenen – mehr oder weniger ausgeprägten – Müßiggang zu überwinden und zur Tat über zu gehen.

Bruno Gröning: »Natürlich muss der Mensch einen Willen haben; wieder seinen Körper in bester Ordnung [geheilt] zu finden, das heißt, er (der feste Wille) muss Sie (selbst) wieder zur göttlichen Ordnung zurückführen.« [0106]

Bruno Gröning sagte, dass es auf den einzelnen Menschen selbst ankommt, darauf, ob er wirklich zur Tat übergeht. Es nützt nämlich nichts, Bruno Gröning in der Gemeinschaftsstunde - als ansonsten Tatenloser - immer und immer wieder um die Gesundheit zu bitten. Nein, Sie selbst sind es, der über seine künftige Gesundheit entscheidet, dadurch, ob Sie nun wirklich für Ordnung sorgen oder nicht!

Bruno Gröning: »Aber hier, liebe Freunde, ist Ihnen doch schon so viel als Beweis dafür gegeben, dass es von Ihnen selbst abhängt, dass es auf Sie selbst ankommt – nicht auf einen andern! Auch hier, in diesem Fall, nicht auf Gröning ankommt, sondern immer nur auf Sie selbst. Sie selbst sind es! Sie selbst müssen sich zur Ordnung rufen. Sie selbst müssen wissen, was Sie wollen. Sie müssen aber auch den Willen haben! Und so Sie wirklich den Willen haben, werden Sie zu diesem, die guten (Gedanken erhalten). (Also:) So Sie (den) guten Willen - den göttlichen Willen haben - werden Sie gute Gedanken bekommen, und Sie werden durch diese Gedanken dann zur Tat bewegt.« [0119]

Wie lange es dann dauern wird, bis auch Sie Ihre Heilung möglicherweise erhalten werden, ist von Mensch zu Mensch unterschiedlich und hängt im großen Maße auch davon ab, wie groß die tatsächliche Unordnung in Ihrem Körper bisher war. Sie selbst können nicht genau wissen, was alles innerhalb Ihres Körpers nicht mehr göttlich ist. Das, was Sie wahrnehmen, müssen noch nicht mal die wahren Übel sein, die Sie gerade belasten.

Bruno Gröning: »Verlangen Sie nicht, dass gleich die Ordnung in ihm zustande kommt! Je größer die Unordnung, je mehr muss im Körper geschafft werden, und zwar solange, bis die vollständige Ordnung eingetreten ist. Sie wissen ja gar nicht, wie groß die Unordnung in Ihrem Körper schon ist. Auch bei denen, die das noch gar nicht so fühlen.« [0127] Aber Sie können es nun an sich selbst beobachten, wie Ihr Körper nach und nach wieder in die Ordnung kommt. Sie werden es sogar spüren und in ihrem Körper deutlich fühlen.

Bruno Gröning: »Ja, Freund, so Du dich jetzt zur Ruhe setzt, das heißt, die Ruhe jetzt aufnimmst, Du jetzt deinem Körper

Beachtung schenkst, so wirst Du feststellen, dass die Ladung, die Energien, in Deinen Körper eindringen und dass er, der Körper, voller Energien sein wird. Und dass diese Energien all das dann dazu bewegen, dass im Körper die Ordnung zustande kommt, das heißt, es wird geschafft im Körper, es regt und bewegt sich, es ist ein Gefühl, das Sie noch nie in diesem Ihrem Leben wahrgenommen. Es gab Störstellen, an die gearbeitet wird.« [0135]

Auf ihrem Weg, in die nun vor Ihnen liegende Zeit, kann es selbstverständlich auch zu Regelungen kommen, die durch die Herstellung der Ordnung ausgelöst werden, vor denen Sie sich aber ebenfalls niemals zu fürchten brauchen, über die, auch wenn sie unangenehm sein sollten, Sie sich aus ganzem Herzen als Sieger über das Böse freuen können.

Bruno Gröning: »Und wenn Sie zu Hause sind und mal hier und dort Schmerzen bekommen, wie Sie sie noch nie gehabt haben, so fürchten Sie nichts, denn das sind die Schmerzen, die Regelungsschmerzen. Regelungsschmerzen deshalb, weil tatsächlich an kranken oder gar schon abgestorbenen Gliedern wieder das Leben einzukehren versucht. Da, wo alles in Unordnung war, muss die Gesundheit sich auch diesen Weg erkämpfen und solange daran arbeiten, bis das eine oder andere Organ wieder in Ordnung ist. Nichts fürchten; lassen Sie das über sich ergehen, es ist das Gute, das Göttliche.« (München, 23.09.1950)

Vergebung

Vorausgesetzt, dass Sie nun tatsächlich immer mehr und mehr der göttlichen Ordnung entsprechend leben wollen, gibt es noch einen ganz gewichtigen Faktor, der Ihnen im Rahmen Ihrer Weiterentwicklung hilft, bei der auch weiteres Übel von Ihnen abfallen kann. Es ist die Vergebung.

Sie erinnern sich sicher an das Hauptgebet der Christen, dem „Vater Unser". Hier bitten Sie unseren Vater - Gott - Ihnen Ihre Sünden so zu vergeben, wie auch Sie bereit sind, denen die Sünden zu vergeben, die sich an Ihnen versündigt haben, oder anders ausgedrückt, die Ihnen in irgendeiner Form Leid zugefügt haben.

Können Sie dieses; Ihren Mitmenschen die kleinen und großen Verbrechen vergeben, welche diese Ihnen angetan haben?

Hinter dieser großen Bitte, dass Gott Ihnen IHRE Sünden vergibt, verbirgt sich eine große Weisheit und ein wahrhaft großmütiges Verhalten unseres Vaters.

Doch was hat es hiermit auf sich? Diese Ihnen von Gott gewährte Gnade kann von vielen Seiten betrachtet werden, wobei wir uns hier auf den Aspekt der Heilung beschränken wollen.

Es ist ein göttliches und unumstößliches Gesetz, das alles, was Sie anderen Menschen antun, wieder auf Sie zurückfällt.

Da ein Mensch im Allgemeinen sündhaft ist, fügt er auch – oft nur aus Habgier oder geringer Vorteile wegen – anderen Menschen Übles zu. Dies beginnt im Rahmen von Ratsch und Tratsch und endet bei Kapitalverbrechen. Doch schon die kleinste Sünde, wie beim „hinter dem Rücken reden", kann für den betreffenden verheerende Folgen haben, wie z.B. dem Verlust seines Ansehens oder des Arbeitsplatzes. Bruno Gröning sagte kurz und bündig: „Weg mit Ratsch und Tratsch!"

Sie selbst wissen natürlich nicht, welches Unheil Sie mit Ihren kleinsten Sünden anrichten können, sind aber dennoch voll und ganz verantwortlich dafür und müssen entsprechend dem himmlischen Gesetz hierfür geradestehen, in dem Sie das gleiche erleben müssen, wie das, was Sie verursacht haben. Es ist sogar so, dass Sie vermutlich in diesem Leben Dinge ausbaden müssen, die Sie in vergangenen Leben verursacht haben!

Dieses Gesetz ist unerbittlich und wird Sie über dieses Leben hinaus noch verfolgen. Viele Menschen erkennen hier die wahre Bedeutung des biblischen Sprichworts: „Auge um Auge und Zahn um Zahn". Sie dürfen aber davon ausgehen, dass dieses Gesetz ein ebenfalls wahrhaft gutes und weises Gesetz darstellt, denn wenn Sie einmal das abtragen mussten, was Sie selbst verursacht haben, werden Sie die verursachende Sünde so schnell kein weiteres Mal begehen. Dabei spielt es keine Rolle, ob Ihnen diese Zusammenhänge bewusst sind oder nicht; Ihre innere Stimme und Ihr Gewissen werden Sie schon zu warnen verstehen.

Wenn Sie zum Beispiel Menschen (ver)ärgern, wird das auf diese Weise ausgelöste Leid früher oder später auch über Sie kommen und Sie mitunter in eine schreckliche Krankheit zwingen.

Der einzige Ausweg, durch den Ihnen dann solches Leid wieder genommen werden kann, ist der Wille unseres Vaters, denn er ist der Einzige, der über eine solche Gnade entscheidet, bei der Ihnen etwas abgenommen werden kann, dass

Sie im Grunde selbst verschuldet haben.

Dieses bedeutet, dass er Ihnen die betreffenden Sünden vergeben müsste. Und nun dürfte es nicht schwierig zu erahnen sein, dass er Ihnen Ihre Sünden gerne vergeben wird, wenn Sie selbst gegenüber Ihren Mitmenschen ein gleiches Verhalten zeigen, d.h. zum „Vergeber" werden!

Jemand, der sich Ihnen gegenüber (z.B. durch Betrug oder üble Nachrede) versündigt hat, ist möglicherweise ja nur dem Gegenspieler - Satan - auf den Leim gegangen. Sie erinnern sich ja noch, dass dieser Gegenspieler ein ziemlich verlockender Gedankensender ist, der es verstanden hat, sich in so gut wie alles einzunisten.

Wenn Sie jemanden, der Ihnen Übles angetan hat, auf diese Weise betrachten, steht eben diese Tat nunmehr in einem ganz anderen Licht vor Ihnen. Wenn Sie diesem Menschen - das geht auch noch nach Jahrzehnten - nun in Gedanken diese Tat vergeben, fällt die Schuld von diesem Menschen gänzlich ab! Und - siehe da - Sie zeigen eine göttliche Eigenschaft; die Vergebung.

Nun hat auch diese Tat weitere Folgen für den Betreffenden, denn dieser Mensch braucht nun nicht mehr das ihm sicher bevorstehende Übel durchzumachen; braucht nicht mehr unnötig zu leiden. Dieser eine Mensch, dem Sie nun eine einzige Tat vergeben haben, braucht vielleicht gar nicht mehr krank zu werden, wird vielleicht seinen Arbeitsplatz behalten können. Vielleicht bleibt auch seine Familie zusammen, die Ehe geht nicht kaputt, und er muss möglicherweise auch gar nicht vorzeitig sterben, keine Witwe und auch keine Hartz-IV-Kinder hinterlassen. Was Sie mit Ihrer Vergebung bewirkt haben, ist möglicherweise etwas ganz Großes. Da Sie aber nicht wissen können, was Sie damit „gerettet" haben, ist eine jede vergebende Tat vor Gott eine ganz große Angelegenheit.

Und nun stellen Sie sich bitte für ein paar Momente einen solchen vergebenden Menschen vor, der grundsätzlich alles das vergeben kann, was ihm so nach und nach wieder einfällt, oder wie er Zug um Zug erkennt, wie man sich an ihm versündigt hat. Stellen Sie sich diesen Menschen bitte vor, wie er da sitzt, krank, unglücklich, von Pech verfolgt; kurzum: am Boden zerstört oder des Lebens müde geworden. Stellen Sie sich bitte vor, wie dieser Mensch beim Einstellen nun unseren Vater seinerseits darum bittet, das er ihm seine Sünden vergeben möge, so wie er es auch mit seinen Sündigern handhabt.

Und nun stellen Sie sich vor, was in einem einzigen Augenblick mit diesem Menschen geschehen kann! Dieser Mensch, der soeben nicht mehr leben wollte weil ihm alles zu schwer geworden ist, der vielleicht noch auf dem Weg in die Gemeinschaftsstunde, in der auch Sie sich gerade befinden, Gott eigentlich darum bitten wollte, sein jämmerliches Leben zu beenden!

Solche Menschen gibt es viele, aber noch viel mehr Menschen gibt es, die diesen Punkt noch nicht erreicht haben, sich aber bereits im freien Fall befinden. Sie als Bruno Gröning Freund haben von nun an die Macht und die Fähigkeit für diese Menschen - vor Gott - zu bitten, was diesem ebenfalls von größtem Nutzen sein wird. Dazu benötigen Sie nur eines; eine Bitte aus den Tiefen Ihres Herzens, die Sie Gott vortragen, wenn Sie mit Ihm durch den Heilstrom verbunden sind. So mancher hat sich über die höchst erstaunlichen Resultate dieses Vorgehens über alle Maßen verwundert.

Wie aber vergibt man einem Menschen etwas in der richtigen Weise? Nun, wenn Sie es mit Berechnung tun, weil Sie sich damit Gnade erhoffen, ist dieses Vergeben nutz- und wirkungslos. Das „richtige" Vergeben kann nur aus Ihrem Herzen kommen. Sie dürfen keinerlei Vorteil für sich selbst erwarten. Sie müssen es in der festen Absicht tun, das es jenem Menschen nun besser gehen möge und das könnte sogar dazu führen, dass es diesem Menschen erheblich besser ergehen wird als Ihnen. Wenn Sie nun sagen; „Ja, das ist so in Ordnung, Hauptsache dieser Mensch muss nicht unnötig leiden und kann nun ein besseres Leben führen.", dann spüren Sie in ihrem Herzen etwas, was sich sehr gut anfühlt - die wahre Liebe zum Nächsten.

Sobald Sie dieses erreicht haben, dem Vergeben aus ganzem Herzen, dann sind Sie bereits ein gutes Stück auf dem göttlichen Weg vorangekommen. Und dieses wird ganz bestimmt mit einem gewissen Segen, der über Ihr weiteres Leben und auch über das Ihrer Familie ausgeschüttet wird, belohnt werden.

Aber es gibt noch eine Meisterklasse des Vergebens. Und diese beherrschen Sie, wenn Sie Ihren Sündigern nun auch noch etwas Gutes tun! Es ist genau das, was Jesus damit meinte, als er sagte, dass man auch seinen Feinden Gutes tun solle. Welche übergroße Freude solches nicht nur im Herzen des Betreffenden, sondern auch im Himmel auslösen wird, kann Ihnen wohl niemand sagen.

Wenn Sie es wollen, können nun auch Sie selbst damit beginnen, diese Meisterklasse durch die Tat zu erproben. Sie brauchen noch nicht einmal dieses Kapitel zu Ende zu lesen. Was es bedarf, ist lediglich die Verbindung zu Gott (dem Einstellen), dem Vergeben aus der tiefsten und innigsten Liebe ihres Herzens, und dann die Tat zum Nächsten, die ja z.B. schon damit vollbracht wird, dass Sie Gott darum bitten, dass ER dem Sündiger - durch Ihre Bitte - seine Schuld vergeben möge und dem noch das hinzufügen mag, was dieser eine Mensch am meisten benötigt, oder das, wonach er sich schon so lange gesehnt hat. Sofern es Ihnen möglich ist, könnten Sie selbst dann auch noch eine eigene Tat hinzufügen. Hierzu wird dem Einen oder Anderen manchmal auch etwas ins Herzen gelegt.

Doch über das in diesem Kapitel Geschriebene nachzudenken und sich seine eigenen Gedanken zu machen, wird sich sicherlich lohnen, indem Sie es annehmen oder klar ablehnen können.

Versuche

Bruno Gröning lehrte, dass es nicht gut sei, etwas zu versuchen, um eine Heilung zu erlangen. So könnte man heute dieses und morgen jenes Versuchen oder Ausprobieren, um wieder gesund zu werden. Das aber, würde niemals erfolgreich sein.

Bruno Gröning: »Ich weiß, dass der Mensch in einem Glauben lebte, das müsste alles so getan werden, wie Menschen es ihm angeraten haben; einfach nur Versuche anzustellen, (um) von dem Übel - das Sie Krankheit nennen - frei zu werden.

Nein Freunde! Das ist nicht das Leben! Das ist nicht das Gott-Gewollte! Sondern das ist das, was Menschen noch nicht erkannt (haben), die sich einfach nur in den Glauben versetzten, Sie müssten alle möglichen Versuche anstellen, um hieraus eine Lehre zu ziehen. Nur einen einzigen Versuch an das Leben zu stellen, liebe Freunde, das ist ein großes Gott-Versuchen. Und niemals wird Gott einem Menschen das Recht einräumen, erst recht hat er es ihm auch nicht eingeräumt, dass er hierzu auf der Erde ist, um Gott zu versuchen. Ich weise Sie darauf hin, liebe Freunde, wir, jeder Mensch hat es nötig Gott zu ersuchen, dass er ihn wieder auf den Weg zurückführt, der wirklich von Gott so bestimmt ist, dass er sich da dann Gott nähern darf.« [0009]

Bruno Gröning: »Hier und dort hat es Menschen gegeben, jedoch bestimmt (haben diese) auf Sie eingeredet und Ihnen zu wissen gegeben, dass sie alles versucht haben um Sie von diesem Übel - was Sie Krankheit nennen - frei werden können.« [0073]

Nachdem eine Bruno Gröning Freundin zu Bruno sagte, dass Sie etwas versucht hatte, um wieder gesund zu werden, sagte er zu den übrigen Anwesenden:

Bruno Gröning: »Wir alle, Sie wie ich und ich wie Sie, haben hieraus eine Lehre gezogen. Und sie hat es uns gezeigt, wie Sie es nicht tun sollen. Verstehen Sie? Wir alle müssen dieser Frau dankbar sein, für den Fehler, den sie gemacht hat; gesprochen, aber auch getan hat. Verstehen Sie? [...] Den sie mit sich selbst, d.h. wie sie sich selbst, wie sie ihrem Körper begegnet. Wir müssen diesem Menschen dankbar sein, denn aus diesem zieht man die Lehre.« [0318]

Welche Auswirkungen die Versuche auf unseren Körper haben können erklärte er so:

Bruno Gröning: »Versucht worden ist alles! Jeder Versuch ist missglückt. Sie selbst haben wahrgenommen, dass das Übel immer größer wurde, sich soweit dahin gehend ausbreitete, dass Sie heute weder das eine noch das andere können. Kurz und Gut gesagt: Ihr Körper ist zum Teil, Ihr Körper zu einem größeren oder zum größten Teil abgewrackt, so, dass Sie mit ihm nichts mehr anzufangen wissen, dass Sie über ihn nicht mehr bestimmen können, dass er - der Körper - nicht mehr gehorcht, dass er nicht mehr diese und jene Nahrung aufnimmt oder gar bei sich behält, dass Sie ihn kaum noch bewegen und wenn, dann sind sie größten Schmerzen ausgesetzt. Es gibt auch Menschen, die ihren Körper nicht mehr bewegen können und doch ist der Körper schmerzhaft.« [0074]

Wie uns die Versuche im Leben ständig über den Weg laufen erfahren wir hier:

Bruno Gröning: »Das heißt, wenn ich immer wieder sage, dass mit einem Wort abtue: „Du musst es tun!" Schon alleine deshalb, weil du es willst. Du darfst dich nicht auf deinen Nächsten verlassen. Hier bist du dich (=dir) selbst der Nächste! Und so du erst auf Menschen hörst oder das Menschen alles Mögliche versuchen, dass Menschen dir alles Mögliche anraten, und zwar immer wieder so oft von sich aus sagen: „Versuchen Sie doch dieses, versuche doch das, versuche doch jenes. Oder vielleicht versuchst du dieses Mal. Oder vielleicht versuchst du mal was anders. Vielleicht versuchst du das mal, was der Meier, der Schulz, der Huber dir gesagt hat. Oder vielleicht gibt es noch was anders – jedenfalls musst du versuchen, alles Mögliche, dass du wieder gesund wirst."« [0120]

Besser als ständig etwas zu versuchen, wäre es, einfach das Richtige zu tun:

Bruno Gröning: »Und Sie haben sich keinen Rat gewusst; Sie haben alles Mögliche versucht! Warum versuchen? Warum nicht gleich das Richtige tun? Warum nicht ehrlicher zu sich selbst sein? Warum die Schuld von sich wenden; von sich immer auf andere wälzen? Warum muss das alles sein?« [0217]

Und so erhalten wir auch noch einen kleinen Ratschlag:

Bruno Gröning: »Liebe Freunde, ich gebe da einen guten Rat: Lassen Sie von diesem Wort „Versuch" ab! Denn jeder Versuch wird Ihnen zum Übel.« [0121]

Anstelle immer wieder etwas zu versuchen, das gemäß seiner Lehre ehr schadet als nutzen würde, kann - wie er bereits sagte - der Mensch gleich das Richtige tun, was gemäß seiner Lehre so viel bedeutet, dass sich der Mensch einfach nur ändern muss. Wie dieses „Sich-Selbst-Ändern" gelingt, ist gar nicht so schwierig, wenn wir das Hilfsmittel der Selbsterkenntnis einsetzen. Hierdurch erkennen wir unsere eigenen Fehler und können dies abstellen. Weitere Versuche sind dann nicht mehr nötig; die Krankheit kann schwinden.

Selbsterkenntnis

Es ist notwendig zur Selbsterkenntnis zu kommen, um das Fehlerhafte (das Ungute) in sich selbst zu erkennen bzw. zu entdecken, denn nur das Erkannte können Sie abstellen und wird Sie dadurch in einen Menschen verwandeln, der frei von Leid und Sorgen leben kann.

Bruno Gröning: »Nun aber, Freunde; Erkenntnisse sammeln und diese auch beherzigen, und diese(n) nachgehen und wirklich daraus die (=eine) Lehre ziehen, das ist gut.« [0254]

Die bisherigen Erfahrungen, bezeichnete er als ‚Erkenntnisgut' die damit auch zu etwas nützlich sind.

Bruno Gröning: »Aber hier ist es immer wieder – ich kann es nicht oft genug sagen – jeder Mensch selbst, der sich selbst viel Gutes schuldig ist. Wo er sich selbst in Vergessenheit gebracht (hat) und es alles von ihm alleine abhängt, dass er das tut, was er will, denn er soll durch das Böse ja so viel Erkenntnisgut sammeln, wie er doch wirklich überzeugt, wie auch Sie überzeugt sein werden, so Sie einmal im bösen Willen gelebt, die bösen Gedanken kamen und die diese ihn – Sie alle – da dann zum Bösen geführt (haben).« [0144] [Anmerkung: Böse wird hier als Synonym für ‚Ungut' und ‚Krank' verwendet]

Bruno Gröning: »Das ist doch Erkenntnisgut; (denn) Sie haben sich von all dem überzeugt, überzeugen können. Und nun glaube ich, dass es an der Zeit ist, dass Sie mit all dem [Übel] Schluss machen und jetzt dazu übergehen, was ihn, was jeden Menschen wirklich auch zu Gott führt.« [0145]

Bruno Gröning: »Und ich glaube, Sie werden mich bald besser verstehen. Aber nie wird das zustande kommen, dass Sie mich verstehen so Sie sich selbst noch nicht verstanden haben. Selbsterkenntnis ist der beste Weg zur Besserung. Na, was sagt es Ihnen? Was sagen Ihnen diese wenigen Worte? Sie wissen's genauso wie auch ich. Sie haben's auch gehört; von Ihren Nächsten. Sie haben's auch nachgesprochen. Aber niemals haben Sie erkennen können, was Ihnen diese Worte sagen; „Selbsterkenntnis ist der beste Weg zur Besserung"! Also müssen Sie zur Erkenntnis kommen. Sie müssen sich von all dem überzeugen, was um Ihren Körper, auch in Ihrem Körper ist.« [0050]

Durch die Selbsterkenntnis kommen Sie schnell und leicht voran. Dazu sagte er:

Bruno Gröning: »Also seien Sie ehrlich zu sich selbst! Sie brauchen's mir nicht zu sagen. Sie brauchen's Ihren Nachbarn hier nicht zu sagen. Sie brauchen's nicht Ihren Nicht-Angehörigen zu sagen. Ich sage mit Recht: Sagen Sie es sich selbst! Sodass Sie zur Selbsterkenntnis kommen können und sich selbst sagen: "Jawohl, da bin ich selbst schuld!" Deswegen bringe ich Sie nicht auf die Anklagebank. Ich sage: Erkenntnis ist der beste Weg zur Besserung - das wissen Sie auch. Also: So Sie erkannt haben, dass Sie selbst vieles nicht richtig gemacht (haben), gut, dann ist Ihnen schon viel geholfen!« [0218]

Ruhe

Wie bereits besprochen ist die innere Ruhe des Menschen von größter Bedeutung. Daher legte Bruno Gröning bei seinen Vorträgen oftmals großen Wert und eine gewisse Betonung auf dieses Thema. Immer wieder beleuchtete er es von unterschiedlichen Seiten.

Ein Mensch, der die Ruhe verliert, d.h. der unruhig ist, verliert sehr schnell seine im innewohnenden, göttlichen Energien, wird krank, ist sehr leicht angreifbar und hat oftmals viel Pech, erkennbar an seinen Missgeschicken und Unglücken.

Ein Mensch aber, der es gelernt hat stets die Ruhe zu bewahren, ist selbst für Außenstehende erkennbar voller Energie, lebensfroh und irgendwie unantastbar.

In Kombination mit der Aufnahme des Heilstromes ist es möglich durch die Ruhe einen anscheinend absoluten, göttlichen Schutz zu erlangen.

Wie wichtig diese innere Ruhe für den Menschen ist, erklärte er mit den folgenden, bedeutungstiefen Worten.

Bruno Gröning: »Ich sage: Die Ruhe sei dem Menschen heilig!« [0157]

Welche Auswirkungen die Ruhe auf den menschlichen Körper haben kann, erklärte er ebenfalls.

Bruno Gröning: »Wie ich so oft an meinen Nächsten immer wieder gesagt (habe), dass er die Ruhe in sich aufzunehmen (hat), die Ruhe in sich zu bewahren (hat) und immer dafür Sorge zu tragen (hat), das er - der Mensch - die Ruhe nicht verliert. So die Ruhe in den Menschen, in den menschlichen Körper eingekehrt (ist), wird die Ordnung in ihm zustande kommen; und zwar erst da dann so er - der Menschen – diesem, seinem eigenen Körper Beachtung schenkt. Und ich glaube mit Bestimmtheit sagen zu können, dass es ihm wohl wert sein wird, seinem Körper Beachtung zu schenken.« [0023]

Einem Menschen, der sich in großer Unruhe befindet, wird es nicht möglich sein, sich einzustellen, womit gesagt werden kann, dass die Ruhe eine Grundvoraussetzung für den Empfang des Heilstromes darstellt.

Welche Wirkung die Ruhe sonst noch hat, erfahren wir hier:

Bruno Gröning: »Also die Ruhe, meine lieben Freunde, ist das, was den Menschen wirklich zum Guten bewegt; denn über dieser steht nichts?« [0158]

Der Mensch soll sich keine Sorgen machen; mit einer Ausnahme:

Bruno Gröning: »Sie haben nur die eine Sorge in diesem Leben; die Ruhe zu bewahren, die Ruhe nicht zu verlieren! Und alles dazu zu tun, das Sie nicht um diese gebracht werden!« [0163]

Wer in seinem Leben etwas zum besseren verändern möchte, der merke sich folgende Aussage:

Bruno Gröning: »Bewegen Sie sich zur Ruhe! Nehmen Sie die Ruhe in sich auf! Bewahren Sie die Ruhe! Und lassen Sie sich nicht um diese bringen! Dann wird vieles anders sein.« [0162]

Ordnung, Ruhe, Selbsterkenntnis und Energien stehen irgendwie in einem Zusammenhang. Aus diesem Grunde wir, wenn wir Bruno Grönings Worte hören, oftmals – innerhalb nur eines Satzes – sowohl das eine als auch das andere Stichwort vernehmen. Auch im weiteren Verlauf dieses Buch werden wir diesen Effekt noch kennenlernen.

In seiner nächsten Aussage erkennen wir, dass die Wirkung des Bösen und die Ruhe ebenfalls miteinander im Zusammenhang stehen.

Bruno Gröning: »Aber ich habe mich wirklich nicht um die Ruhe bringen lassen [Anmerkung: Bruno wurde ja nahezu pausenlos angegriffen. Sein Verhalten dürfte für jeden seiner Freunde beispielhaft sein und seine folgenden Worte unterstreichen]. Und sollte Ihnen das, meine lieben Freunde, mal passieren, dass Sie vom Bösen angegangen werden, nehmen Sie das Böse nicht in sich auf! Haben Sie dafür kein Ohr und erst recht auch nicht den Mund dafür! Und erst recht nicht Ihren Körper um böses zu tun! Ich warne Sie davor!« [0303]

Seine Haltung zur Ruhe unterstreicht er damit, dass er uns etwas über sich selbst wissen lässt:

Bruno Gröning: »Ich behalte die Ruhe bei. Ich bewahre sie, denn die Ruhe ist mir das Allerheiligste. Und ich lass' mich von niemandem um diese, nämlich göttliche Ruhe bringen!« [0179]

Aufgabe 1: Überprüfen Sie Ihren Willen!

Es ist nun an der Zeit mit einer ersten Aufgabe konfrontiert zu werden. Um sie zu bewältigen ziehen Sie sich bitte in der beschriebenen Weise in eine ruhige Kammer zurück und werden innerlich ganz still.

Denken Sie nun über sich selbst nach, darüber ob Sie Ihren Willen tatsächlich als stark genug vorfinden. Werden Sie sich darüber klar, was der Wille ist, ob es sich dabei vielleicht um eine gewaltige Kraft, um einen gewaltigen Antrieb handelt, der Sie dazu bewegt, etwas zu tun oder zu lassen.

Investieren Sie bitte in diese Art der Selbstbetrachtung eine kräftige Portion Ihrer freien, verfügbaren Zeit. Auch wenn es im Moment noch nicht danach aussieht, handelt es sich dabei um eine Investition die sich schon bald um einen Faktor größer als 1000 bezahlt machen wird.

Aufgabe 2: Betrachten Sie ihre Ordnung!

Bevor Sie sich nun mit dem nächsten Kapitel beschäftigen, wäre es eine Gute Idee eine weitere Übung, ebenfalls eine Selbstbetrachtung, durch zu führen.

Gehen Sie nun durch Ihr Haus oder Ihre Wohnung. Treten Sie zunächst nicht in die einzelnen Räume ein, sondern verweilen im Bereich der jeweiligen Türe. Betrachten Sie die Räumlichkeit mit den Augen eines Fremden. Überlegen Sie ob in diesen wirklich Ordnung herrscht und wo noch etwas aufgeräumt bzw. verbessert werden kann.

Ziehen Sie sich dann wieder in die Stille zurück und malen sich mit geschlossenen Augen aus wie das eine oder andere verbessert werden kann. Vielleicht genügen dazu bereits einige Handgriffe, vielleicht bedarf es auch eines Kartons, um etwas unordentlich wirkendes darin verschwinden zu lassen.

Bevor Se nun weiter lesen, setzen Sie von dem nun Erkannten wenigsten eine Maßnahme in die Tat um. Treten Sie dann einige Schritte zurück, betrachten das Vollbrachte und achten auf das sich nun einstellende Gefühl.

Bitte übergehen Sie diese Aufgabe nicht, denn Sie würden sich selbst um eine großartige Erkenntnis bringen.

Teil D
Vor und nach der Heilung

»Also; jetzt [nach der Heilung] muss der Mensch weiter nichts als nur das tun, dass er weiterhin das Gute [die Gesundheit] in sich behält. Dieses wird da dann nur möglich sein, wenn er immer wieder bestrebt ist, um sich die Ordnung beizubehalten, dass um ihn die Ordnung nicht schwindet.«

(Bruno Gröning)

Vor der Heilung

Solange Sie Ihre Heilung oder Ihre Hilfen noch nicht erlangt haben, ist es notwendig, dass Sie alles Mögliche von sich aus daran setzen, um eben das von Ihnen ersehnte zu erlangen. Dennoch bedarf es hierzu erstaunlich wenig, wie die folgende Auflistung zeigt:

1. Sie benötigen einen festen Willen!
2. Sorgen Sie immer zuerst für Ordnung!
3. Stellen Sie sich ein, so oft Sie können!
4. Verlangen Sie nichts!
5. Legen Sie Ungutes ab!

Am schwersten fällt es uns Menschen, den eigenen Willen einzusetzen, um das als falsch Erkannte zu überwinden. Hierzu ein Beispiel: Nehmen wir an, ein Mensch erkennt, dass er viel zu viel von einem Schoko-Nuss-Brotaufstrich verzehrt. Über eine längere Zeit hat er sich daran gewöhnt, und wenn er nun den Gedanken hat, dass dieser Brotaufstrich ihm ganz und gar nicht gut tut, ist es ihm ein Leichtes zu sagen, „OK, ich höre auf damit!" Dieses aber auch über eine längere Zeit durchzuhalten oder das noch teilweise gefüllte Glas sofort in den Müll zu geben, ist ein ganz anderes Unterfangen, bei dem der Wille oft noch nicht ausreicht. Es könnte also sein, dass das Erkannte zunächst daran scheitert, dass der Wille noch nicht ausgeprägt, bzw. gestärkt ist. Ein fester Wille ist aber überaus notwendig, denn es muss da heißen: Gewollt – Getan!

Bruno Gröning: „Natürlich muss der Mensch einen Willen haben, wieder seinen Körper in bester Ordnung zu finden, das heißt, er (der feste Wille) muss sie (selbst) wieder zur göttlichen Ordnung zurückführen." [0106]

Bruno Gröning: „Aber hier, liebe Freunde, ist Ihnen doch schon so viel als Beweis dafür gegeben, dass es von Ihnen selbst abhängt, dass es auf Sie selbst ankommt – nicht auf einen andern! Auch hier, in diesem Fall, nicht auf Gröning ankommt, sondern immer nur auf Sie selbst. Sie selbst sind es! Sie selbst müssen sich zur Ordnung rufen. Sie selbst müssen wissen, was Sie wollen. Sie müssen aber auch den Willen haben! Und so Sie wirklich den Willen haben, werden Sie zu diesem, die guten (Gedanken erhalten). (Also:) So Sie (den) guten Willen - den göttlichen Willen haben – werden Sie gute Gedanken bekommen, und Sie werden durch diese Gedanken dann zur Tat bewegt." [0119]

Und über das Verlagen/Erlangen sagte er am Ende einer Zusammenkunft

Bruno Gröning: „Jetzt bitte ich Sie alle, noch einmal ganz stark Ihren Körper zu beobachten, was da weiter in und an Ihrem Körper vorgeht. Sie kennen meinen Wahlspruch auch: Nichts verlangen, sondern erlangen." (Mitschrift, München, 23. 09. 1950)

Nach der Heilung

Nun, nach der Heilung, kommt es darauf an, diese auch zu behalten und nicht wieder in die alten Gewohnheiten, Sünden und Fehler zu verfallen, welche die Erkrankung verursacht haben.

Außerdem sollten Sie Ihr neues, mühselig angeeignetes oder antrainiertes Verhalten beibehalten, sofern dieses im Rahmen der Lehre Bruno Grönings geschah. Dazu gehören insbesondere die Ordnung und die Beibehaltung der Ruhe in allen Lebenssituationen.

Merksatz:

————————————————————————————

Das Wichtigste aber ist, DASS SIE UNTER ALLEN UMSTÄNDEN DIE ORDNUNG BEIBEHALTEN. Diese sollte weiterhin und unantastbar Ihre wichtigste und erste Aufgabe sein!

————————————————————————————

Bruno Gröning: „Also; jetzt [nach der Heilung] muss der Mensch weiter nichts als nur das tun, dass er weiterhin das Gute [die Gesundheit] in sich behält. Dieses wird da dann nur möglich sein, wenn er immer wieder bestrebt ist, um sich die Ordnung beizubehalten, dass um ihn die Ordnung nicht schwindet." [0055]

Natürlich geht es auch darum, im weiteren Leben zu bestehen, bzw. zurechtzukommen, was Ihnen aber durch die Kraftaufnahme immer leichter fallen wird. Nach und nach werden Sie auch zu einem Meister des Alltags oder gelangen gar zur Lebensmeisterschaft. Näheres hierzu lesen wir im folgenden Kapitel.

Sie müssen Ihre Krankheit bzw. Ihr Übel, aber auch tatsächlich loslassen, indem Sie einfach nicht mehr an diese bzw. über diese nachdenken. Ansonsten kann die Belastung logischerweise gar nicht weichen oder zu Ihnen zurückkehren. Hier hilft es sehr, auch weiterhin beim Aufnehmen des Heilstromes den Körper zu beobachten.

Bruno Gröning: „Ich bitte Sie in aller Zukunft nicht mehr an Ihr Leiden zu denken, sondern ich bitte Sie, Ihren Körper zu beobachten, was in und an Ihrem Körper geschieht. Und dabei werden Sie alle die Feststellung machen, dass die bisher kranken Organe wieder lebendig geworden sind. Nicht mit dem Leiden beschäftigen! Ich sage, wer sich mit seiner Krankheit beschäftigt, der hält sie fest. Wer sie aber loswerden will, und das wollen Sie wohl alle, der möge nicht daran denken, sondern seinen Körper beobachten, was so alles darin vorgeht." (Vortrag, München, 23. September 1950)

Teil E
Der Alltag

»Das Böse ist immer das, meine lieben Freunde, dass Sie in eine Unruhe versetzt hatte.«

(Bruno Gröning)

Damit der Mensch im Alltag bestehen kann, benötigt er eine Orientierungshilfe, um stets auf dem rechten Weg verbleiben zu können. Dieser Weg soll den einzelnen Menschen davor bewahren, selbst Fehler zu begehen und Dinge durch zu machen, die nicht sein müssen.

Auch hierzu gibt es ein göttliches Wissen, das uns Bruno Gröning vermittelt hat. Vereinfacht ausgedrückt ließ er uns wissen: Je mehr Sie nach den göttlichen Regel bzw. Gesetzmäßigkeiten, auch die „10 Gebote" genannt, zu leben gewillt sind - und dieses auch tun - umso sicherer wird Sie der göttliche Schutz begleiten, Sie behüten und auch durchs Leben führen.

Statt Pannen, Pleiten, Ärger, Hass, Jähzorn usw. begegnen Ihnen plötzlich die gegenteiligen Dinge, von denen davon auszugehen ist, dass Sie diese im Grunde auch tatsächlich haben wollen.

Diese gegenteiligen Dinge sind göttlicher Natur und zeigen an, dass unser Vater im Grunde immer nur das Beste für uns will. Strafen will und wird er uns nie, jedoch können wir seinen Schutz leicht verlieren, indem wir wider seiner einfachen, leichten und angenehmen Regeln handeln! In diesem Fall sind wir dann seinem Gegenspieler ausgeliefert, und der will uns nun mal vernichten.

Aber der Mensch hat die Wahl, ein Leben mit Gott oder ohne ihn zu leben. Und dass ein Leben mit Gott ein sehr schönes und Gutes ist, davon können Sie sich selbst überzeugen und dass ein Leben ohne ihn ein Leben am und im Abgrund bedeutet, davon haben Sie sich wahrscheinlich schon überzeugt, nur klar geworden ist Ihnen dieses vermutlich bislang noch nicht.

Welches Leid ihnen dieser Abgrund bisher zugefügt hat, wissen Sie selbst am besten und dass Sie zumindest tief in Ihrem Inneren den aufrichtigen Wunsch hegen ein Leben im Licht und der Glückseligkeit zu führen, das kann hier als ganz sicher vorausgesetzt werden.

Also hat uns Bruno Gröning auch hierzu einige wichtige Informationen zukommen lassen, die es uns ermöglichen, nach eben jenem göttlichen zu streben, das uns ein solch erstaunlich angenehmes Leben bereiten kann.

Wie Sie leicht das Böse erkennen

Das wäre doch eine geniale Lebenshilfe, wenn wir das Böse immer sofort erkennen würden. Nun denn; hören wir zu!

Bruno Gröning: »Das Böse ist immer das, meine lieben Freunde, dass Sie in einer Unruhe versetzt hatte.« [0155]

Dieses Beachten der eigenen Gefühle stellt demnach ein sehr wichtiges Werkzeug in Ihrem Lebenskampf dar, damit Sie aus diesem Kampf - den Sie sicher schon oft verloren haben - bald als ein vollendeter Lebensmeister hervorgehen können.

Das, was Sie sich nun angewöhnen müssen, ist stets die bereits erläuterte Ruhe zu bewahren, bzw. immer sofort zur Ruhe zurückzukehren. Dafür benötigen Sie nur wenig Übung.

Erfreuen Sie sich künftig an allen Situationen, bei denen Sie die Bewahrung der Ruhe erproben, üben und behalten durften.

Die Bewahrung der Ruhe

Wie immens wichtig die Ruhe für uns Menschen ist, lässt er uns folgendermaßen wissen:

Bruno Gröning: »Ich sage: Die Ruhe sei dem Menschen heilig!« [0157]

Dies bedeutet, dass wir an der Bewahrung der Ruhe mit aller Kraft arbeiten müssten!

Der Weg zur Vollendung

Für den Umgang mit anderen Menschen ließ er uns Folgendes wissen:

Bruno Gröning: »Ich weiß, dass der Mensch mit dem Wort, das auch seine Bestimmung erhalten (hat), (es) nicht für so wahr nimmt. Er, der Mensch, spricht ganz anders, als er es meint.« [0003]

Dies ist wohl eine leidvolle Erfahrung, die wohl jeder Mensch schon machen konnte, denn dieser Unterschied ist die Ursache für viele Streitigkeiten bzw. Auseinandersetzungen. Wie oft wurde anschließend schon der Satz gesprochen; „Das habe ich so doch gar nicht gemeint, so wie Du es verstanden hast!"?

Leicht lässt sich hieran erkennen, wie wenig die Meinung eines Menschen doch wert ist. Besser wäre es doch, so lehrte Bruno Gröning, wenn der Mensch statt einer Meinung eine Überzeugung haben würde, also etwas, von dem er sich selbst überzeugt hat.

Bruno Gröning: »Und wenn nun jeder Mensch - im Einzelnen gesehen - seine eigene Meinung anbringt, so lebt jeder der Hörer nach der Meinung des einen, so des anderen seiner Nächsten. Mit einer Meinung, liebe Freunde, kann der Mensch doch nichts anfangen. Er kann nicht einmal beginnen so zu leben, wie er leben müsste; d.h. wie er das Leben seines Hierseins zu fristen hat. Und niemals wird er nach dem leben können, der ihm das Leben gegeben (hat) und zu diesem Allen auch, diesen einen, seinen Körper - Körper, den er sein eigen nennen darf.
Der Mensch weiß einfach nichts mit diesem - mit seinem Körper - anzufangen. Er hört nur, er sieht zwar, ohne von dem Gesehenen oder Gehörten überzeugt zu sein. Er geht niemals dem nach, dem er zu folgen (hat). Er geht einfach so seinen Weg - ich müsste ganz deutlich sagen: seinen Schlenderweg! Er ist das Leben einfach so gewohnt und hört und sieht. Er riecht und schmeckt und fühlt. Aber nie wird er sich von all dem so rein überzeugen, dass auch er - überzeugt - seinen Nächsten soweit dahin gehend belehren kann, dass auch er von nun ab das Rechte tut. Eine Meinung, liebe Freunde, ist keine Überzeugung.« [0004]

Seien Sie künftig also vorsichtig mit Ihrer Meinung, ebenso, mit dem, was Sie von anderen zugetragen bekommen. Wann immer möglich, leben und reden Sie nur noch nach dem, wovon Sie sich selbst überzeugen konnten.

Bruno Gröning über sich selbst: »Ich selbst, liebe Freunde, habe keine Meinung. Ich habe nur eine Überzeugung.« [0002]

Sofortmaßnahme beim Eintreten des Unheils

Im Folgenden gibt uns Bruno - sehr verdeckt - einen guten Rat, was wir am besten tun können, wenn uns ein Unheil überwältigen will. Dass es in einem solchen Fall wirklich sehr schnell gehen muss, ist auch am Tonfall seiner Stimme zu erkennen.

Bruno Gröning: »Sie dürfen sich vor dem Unheil nicht fürchten. So haben Sie doch die Pflicht und Schuldigkeit, SOFORT Verbindung zu Gott aufzunehmen. Und Gott wird seine schützende Hand über Sie halten.« [0051]

Es gibt zahlreiche Berichte darüber, dass Bruno Gröning Freunde selbst im Verlauf eines schweren Unfalls, nur durch gedankliche Anrufung seines Namens – wie durch ein Wunder – beinahe unverletzt aus der jeweiligen Situation gerettet wurden. Oft sprechen dann sogar die Rettungskräfte von einem Wunder!

Überhaupt stellen Ängste aller Art ein großes Hemmnis im Rahmen Ihrer spirituellen Weiterentwicklung dar. Nun aber, durch die Kraftaufnahme, d.h. durch den Heilstrom, können Sie auch alle Ihre Ängste so nach und nach überwinden!

Wie Sie niemals mehr ein Unheil ereilen wird

Sofern Sie früher oder später tatsächlich in die göttliche Führung unseres Vaters gelangen, nämlich durch die Beachtung der Lehre Bruno Grönings, die damit beginnt, dass Sie für Ordnung sorgen, werden Sie in einen wunderbaren Zustand gelangen können: Sie werden in JEDWEDER WEISE, DURCH JEDE FORM DES UNHEILS UNANTASTBAR und Sie werden sich stattdessen sehr wohl fühlen. Ist dieses es nicht wert, mit allem Eifer, seine Lehre umzusetzen?

Bruno Gröning: »Und so Sie ihm jetzt folgen, so Gott Sie jetzt führt, so Sie sich in der göttlichen Führung begeben haben (befinden), und Sie Gott wirklich folgen und den Weg gehen, den er für Sie bestimmt hat, dann wird Ihnen das Unheil auch nicht das Geringste mehr was anhaben können. Im Gegenteil: Sie werden sich wohl fühlen, sehr wohl fühlen - auf diesem Weg. Denn da sind Sie niemals von dem Unheil angängig, denn hier herrscht Gott selbst.« [0052]

Der Weg zur Vollendung

Bruno Gröning ermöglicht es uns, durch seine Lehre, auch zu einer Lebensvollkommenheit zu gelangen; der Vollendung bzw. Lebensmeisterschaft. Um dies zu verdeutlichen, greifen wir hierzu noch einmal das Thema „RUHE" auf.

Bruno Gröning stellte uns hierzu die folgende Frage: »Sagen Sie mir doch, ob Sie mal in der Lage gewesen sind - wenn Sie die Unruhe in sich aufgenommen haben -, ob Sie da dann das Richtige immer zu tun gewusst haben?« [0156]

Wer die Frage ehrlich und aufrichtig beantwortet, erkennt sofort, wie ihn die Unruhe - heute oft auch als „Aufregung" bezeichnet - immer nur noch tiefer in sein Unglück gestürzt hat.

Außerdem können Sie sich selbst fragen, bei welchen Gelegenheiten Sie immer noch die Unruhe ergreift, um dann selbst zu erkennen, wo Sie noch Schwierigkeiten haben, und diese dann nunmehr aus eigener Kraft überwinden können.

Darüber hinaus werden Sie ebenso erkennen, dass Sie bei Unruhe niemals mit Gott verbunden sein können, d.h., dass Sie dem Gegenspieler ausgeliefert sind.

Um die Lebensmeisterschaft zu erlangen, gibt es natürlich noch sehr viel zu berichten, was aber den Rahmen dieser Einführung sprengen würde. Bei Interesse schlagen Sie einfach im Anhang nach, wo Sie auf entsprechende weiterführende Literatur hingewiesen werden.

Über das Verhältnis zwischen Ärzten und Patienten

Bruno Gröning: »Nun aber, schauen Sie Freunde: Und so bin ich auch hier, dass ich Sie [=Ihnen] nicht abgeraten habe und auch nie abraten werde, zu Ihrem Arzt zu gehen, zu den Ärzten zu gehen. Das ist doch nur gut für Sie. Sie haben doch ein großes Plus: So Sie das Vertrauen zum Arzt haben, so Sie glauben, dass er Ihnen hier, in dieser und jener Hinsicht, helfen kann und auch helfen wird, ist schon viel geholfen. Aber er fühlt es auch, ob Sie Vertrauen zu ihm haben, ob Sie glauben, dass er das Richtige für Sie tut. Das fühlt er auch. Dann wird er Ihnen auch das Richtige geben, wird er auch das Richtige tun.« [0244]

Bruno Gröning: »Und dann wird er Ihnen auch das Richtige geben, wird auch das Richtige tun. Aber, so Sie ihm mit Misstrauen begegnen - der ist genauso wie Sie, womöglich noch sensibler als Sie, denn er hat seine Praxis, und auf die er sich auch beschränkt, und da erlebt er täglich so vieles und sagt: "Die - oder der - kann mir doch nichts weiß machen, ich weiß, der will sich nur drücken. Das ist so einer! Der ist so." Oder: "Der gibt nur an!", „Der will nur bemitleidet werden." Und: "Bei dem ist es ja gar nicht so!", "Der hat ne kalte Dusche verdient." Oder so Ähnliches. Ja, er könnte sonst was machen. Er darf's aber nicht. Er darf auch nicht so weit gehen. Jedenfalls sagt er es Ihnen nicht, aber er weiß Sie dementsprechend zu behandeln.« [0245]

Bruno Gröning: »Wenn Sie aber, im Vertrauen, zu ihm gehen, und dass Sie glauben, dass er Ihnen helfen kann, dann wird Ihnen auch geholfen werden. Man kann sagen, ich übertreibe nicht, da haben Sie schon 60 Prozent gewonnen. Glauben Sie mir! [0246]«

Bruno Gröning: »Aber es geht hier nicht um die Ärzte, es geht um die Menschen, sie, wie jeder Arzt; ist mir gleich. Alles Menschen! Wir müssen ehrlich zueinander sein. Wir müssen nur die Wahrheit sagen; den Menschen sagen, worauf es ankommt, denn worum es geht, wissen sie.« [0248]

Teil F
Jesus Christus

»Er war uns, und ist uns und wird uns immer ein großes, wie auch ein sehr gutes, das beste Vorbild sein.«

(Bruno Gröning)

In der Lehre Bruno Grönings nimmt Jesus Christus den höchsten Stellenwert ein. Nicht hat er öfter angesprochen als Jesus. Nichts hat er uns mit größerem Nachdruck nahe gelegt, als nach der Lehre Jesus zu leben.

Bruno Gröning war der Umstand, dass seine eigene Lehre später in großem Stil verfälscht und manipuliert werden würde bewusst. Deswegen findet sich auf seinem Grabstein eine Botschaft, die nur wenige verstehen, aber eine überaus tiefe Offenbarung darstellt. Auf diesem, seinem Grabstein, finden sich seine folgenden Worte wieder: „Vertraue und Glaube! Es hilft, es heilt – die göttliche Kraft". Damit weißt Bruno Gröning einerseits auf das hin, woran es uns heute lebenden Menschen am meisten mangelt, nämlich am Ver- trauen zu, bzw. Glauben an Gott, der unser Schöpfer und Vater ist. Aber das, was tatsächlich und einzig hilft, sagt er auch, er nennt dieses hier „die göttliche Kraft". Und dieses kann jeder, der seinen Grab besucht auch lesen. Was aber nicht jeder lesen kann, ist das, was dort tatsächlich geschrie- ben steht. Dazu müssen wir zurück in die Ursprache Jesus zurückgehen und nachforschen, ob es für den Ausdruck „göttliche Kraft" nicht noch einen Fachausdruck gibt. Und siehe da, den gibt es tatsächlich: „Die göttliche Kraft" heißt nichts andres als das kleine Wort „Jesus". Und nun raten Sie doch einmal, wer derjenige ist, der Sie als einziger heilen kann. Vergessen Sie dieses bitte niemals mehr.

Bruno Gröning: »Heißt es nicht in dem Lied „Stille Nacht, heilige Nacht", dass Christus der Erlöser ist?« [0414]

Und weiter: »Christ, der Retter ist da!" Ja, meine lieben Freunde, Sie singen es, aber Sie wissen es nicht. Sie glauben nicht daran. Sie haben das nicht beherzigt. Sie haben nie all das befolgt, was Christus uns durch seine Lehre, hier, für unser weiteres Erdenleben übergeben hat.« [0415]

Und so wundert es uns kaum, dass Bruno Gröning für eine Heilung eine ganz ähnliche Erklärung abgab wie dereinst Jesus.

Bruno Gröning: »Und wie der eine und der andere, von diesem Glück beseelt, dass in ihm, in seinem Körper die Ordnung zustande gekommen, sage ich immer mit Recht: "Nicht ich war es, nicht ich tat es, sondern Sie selbst waren es." Sie selbst taten all das, indem sie sich darauf vorbereitet, darauf eingestellt, um wirklich jetzt Gutes zu erfahren. Und das haben sie erfahren! Jesus sagt auch "Nicht ich, sondern dein Glaube hat dir geholfen."« [0276]

Auf verschiedene Weise versuchte er uns dazu zu bewegen uns näher mit Jesus zu beschäftigen. Euphorisch sagte er:

Bruno Gröning: »Er ist so hoch. Er ist ganz bei Gott. Er ist in Gott. Er ist alles!« [0374]

Auch darüber, wer Jesus tatsächlich ist, sprach er:

Bruno Gröning: »Eines ist Ihnen ja klar; dass vor fast 2000 Jahren Gott uns seinen Sohn sandte. Er sprach zu uns über seinen Sohn, über den Körper seines Sohnes. Christus ist unser Bruder! Aber als solchen haben Sie ihn noch nicht erkannt.« [0373]

Wie eine Heilung abläuft, bzw. wie diese zustande kommt, ist für viele ein großes Rätsel. Jesus allerdings erklärte uns dieses ganz genau. Und anhand dieser Erklärung erkennen wir auch, welches enorme Gewicht, welch übergroße Bedeutung das Wort (die Lehre) Jesus hat.

Jesus vor 2000 Jahren: »Ich bin ein Heiland. Wie, fragen sich die toten und stockblinden Menschen, kann Mir doch solches möglich sein? Und Ich sage es euch, dass Ich keines Menschen Fleisch heile, sondern, wo irgendeine Seele noch nicht zu mächtig mit ihrem Fleische vermengt ist, mache Ich nur die Seele frei und erwecke, insoweit es sich tun lässt, den in der Seele begrabenen Geist. Dieser stärkt dann sogleich die Seele, die frei wird, und es ist ihr dann ein leichtes, alle Gebrechen des Fleisches in einem Augenblick in die rechte Ordnung zu setzen.

Das nennt man dann eine Wunderheilung, während das doch die aller ordentlichste und natürlichste Heilung des Fleisches ist!

Was jemand hat, das kann er auch geben; was er aber nicht hat, das kann er auch nicht geben. Wer eine lebendige Seele nach der Ordnung Gottes hat und einen freien Geist in ihr, der kann auch seines Bruders Seele frei machen, wenn sie noch nicht zu sehr verfleischt ist, und diese hilft dann gar leicht ihrem kranken Fleischleibe. So aber der Seelenarzt selbst eine überaus kranke Seele hat, die viel mehr tot denn lebendig ist, wie sollte der hernach einer zweiten Seele geben, was ihm selbst gänzlich mangelt?!«

Im Buch "Das wichtigste Buch der Bruno Gröning Freunde" (siehe Anhang) finden Sie mehrere Hundert weitere Aussagen Jesus, die für uns Bruno Gröning Freunde von besonderer Bedeutung sin.

Leider gibt es einen sehr verbreiteten und grundfalschen

Irrglauben, nämlich das Bruno Gröning der wiedergeborene Jesus sei. Dieses ist natürlich ein grober Unfug, der auch schon zu Bruno Gröning Lebzeiten behauptet wurde. Eine Gemeinschaftsleiterin, die solches im Jahre 1954 behauptete, wurde von Bruno Gröning sofort entlassen. Vor solch einem Irrglauben und noch etlicher weiterer falscher Behauptungen können Sie sich heute nur noch schützen, wenn Sie sich tatsächlich mit der Lehre beider Männer beschäftigen. In diesem Fall ist aus dem, was beide über sich sagten, nicht nur zu erkennen, dass diese völlig verschiedene Erklärungen waren, sondern auch das hier kein Zusammenhang bestehen kann.

Merksatz

——————————————————————————————

Eine Heilung ohne Jesus ist nicht möglich!

——————————————————————————————

Teil G
Die Gemeinschaft

»Und ich weise Sie auch darauf hin, liebe Freunde, dass wir diese Tonbänder immer zur weiteren Schulung nützen wollen.«

(Bruno Gröning)

Die Gemeinschaft

Ebenfalls recht bedeutsam sind die Zusammenkünfte der eingeführten Bruno Gröning Freunde zu einer kleinen Gruppe Gleichgesinnter. Eine solche Gruppe von Menschen findet sich zu den sogenannten Gemeinschaftsstunden zusammen, um dort den Heilstrom aufzunehmen, und sich weiter in die Lehre zu vertiefen und aus den Berichten der übrigen Freunde zu lernen. Offensichtlich ist es so, dass im Rahmen einer solchen Gemeinschaft der Heilstrom an Intensität nochmals erheblich zunimmt.

Eine Gemeinschaft wird geleitet von einem sogenannten Gemeinschaftsleiter, der neben der Organisation der Stunde über ein besonderes, nach außen hin jedoch nicht erkennbares Merkmal verfügt, nämlich einer gewissen Reinheit und/oder einer großen Liebe zu Gott und seinen Mitmenschen - also der Sündenfreiheit, die jedoch nicht von Geburt an bestehen muss, sondern errungen werden kann. Bruno Gröning sagte hierzu sinngemäß, dass ein Mensch, der in seinem Werk mithelfen will, zuerst rein werden müsse.

Die Menschen, die zu einer Gemeinschaft zusammen kommen, sollten sich untereinander als Freunde betrachten, zumindest aber sehr freundlich zueinander sein. Störenfriede, welche die Lehre (noch) nicht annehmen wollen, bedürfen einer besonderen, sehr liebevollen Zuwendung.

Die Größe der Gemeinschaften

Es ist sehr empfehlenswert, die Anzahl der Freunde pro Gemeinschaft gering zu halten. Als Faustregel gilt, dass in einer kleinen Gemeinschaft von bis zu 7 Personen der Heilstrom stärker wirken kann als in einer mit 30 Menschen. Sofern weniger als insgesamt 3 Personen zusammenkommen, sollte keine klassische Gemeinschaftsstunde abgehalten werden, sondern ein längeres gemeinsames Einstellen praktiziert werden; ebenso das bewusst positive Reden über eigene Erfahrungen oder über den Umgang mit Alltagssituationen.

Jesus sagte: „Wo zwei oder drei in meinem Namen zusammen sind, bin ich mitten unter ihnen". Das bedeutet, dass die Hilfen auch unter so wenigen gegeben werden. Das Maß der Hilfe hängt lediglich davon ab, inwieweit es dem Einzelnen gelingt, sich für den Heilstrom zu öffnen.

Es gab bereits Gemeinschaften mit mehr als 300 Freunden, die dann nicht nur zerfielen, sondern in denen sich die einzelnen Freunde ganz von Bruno Gröning abwandten, weil diese keinen Nutzen mehr für sich ausmachen konnten oder sich schlichtweg unwohl fühlten.

Eine Gemeinschaft mit mehr als 30 Freunden sollte in zwei kleinere Gemeinschaften aufgeteilt werden. Im Falle einer solchen Aufteilung kann die Möglichkeit bestehen bleiben, dass die Freunde der einen Gruppe auch die Stunden der anderen Gruppe besuchen; insbesondere dann, wenn einzelne Freunde noch sehr belastet sind.

Eine neu entstehende Gemeinschaft sollte alsbald mit einem eigenen Gemeinschaftsleiter versehen werden, der aus den Reihen der bisherigen Freunde stammt. Nur ein bisheriger Gemeinschaftsleiter kann darüber entscheiden, welcher

Freund die neue Gemeinschaft - ggf. nach kurzer Einarbeitung - führen kann. Natürlich müsste der neue Gemeinschaftsleiter vorher gefragt werden. Der Frage voran sollte jedoch ein vertrauliches Gespräch gestellt werden, in dem die Notwendigkeit einer neuen Gemeinschaft und eines neuen Gemeinschaftsleiters erläutert wird, wie eben auch der Grund, warum ausgerechnet dieser eine Freund infrage kommt.

Falsch ist das Verhalten recht vieler Gemeinschaftsleiter, eine möglichst große Gemeinschaft anzustreben, leider auch um damit regelrecht anzugeben oder sich groß zu machen, was natürlich einen Segensverlust zur Folge hat und die gesamte Gemeinschaft erheblich schwächt!

Der Gemeinschaftsleiter

Ein Gemeinschaftsleiter ist nicht nur ein Mensch, der nach einem sündenfreien Leben strebt, sondern auch für die Menschen stets das Beste will. Ein solcher Gemeinschaftsleiter wird nie über jemanden - und erst gar nicht hinter seinem Rücken - reden. Er meckert nicht, hat keinen Geltungssinn und macht sich vor der Welt eher klein als groß. Er gibt nicht an und prahlt nicht mit dem, was er hat oder kann. Vor allen Dingen ist ihm immer bewusst, dass alle Erfolge im Rahmen seiner Tätigkeit niemals ihm, sondern nur Gott zuzuschreiben sind. Selbst Bruno Gröning sagte immer wieder, dass man nicht ihm, sondern Gott danken solle!

Nun gibt es sehr viele Gemeinschaftsleiter, die in der oben beschrieben Weise nicht oder noch nicht rein geworden sind.

Hier kommt es nun auf den Willen des Gemeinschaftsleiters an: Strebt er nach dem Guten, betet und bittet er für die Menschen, so wird diesem dennoch ein großer Segen zuteilwerden. Hilfe und Unterstützung, in seinem Bestreben sich selbst weiter zu entwickeln, werden von höchster Stelle allzeit gewährt.

Die Entstehung der Gemeinschaften

Bereits zu Bruno Grönings Lebzeiten entstanden zahlreiche Gemeinschaften; und zwar spontan, und OHNE Bruno Grönings zutun. Er selbst gründete keine Gemeinschaften. Es ist aber davon auszugehen, dass er die jeweiligen Gemeinschaftsleiter wissen ließ, worauf es bei einer solchen Gemeinschaftsstunde ankommt, denn er selbst besuchte andauernd diese Gemeinschaften und hielt dort viele Vorträge.

Organisationen zur Betreuung der Gemeinschaften

Um in einem ordentlichen Rahmen, sowohl zu Lebzeiten als auch nach seiner Heimkehr, in seinen Gemeinschaften wirken zu können, gründete Bruno Gröning zunächst eine provisorische Vereinigung, später dann den „Verein zur Förderung geistig-seelischer und natürlicher Grundlagen" der noch heute besteht. Von diesem Verein splitterte sich später GEGEN DEN AUSDRÜCKLICHEN WILLEN Bruno Grönings eine kleine Gruppierung von Menschen ab, die selbst den „Kreis für geistige Lebenshilfe e.V." gründeten, der nach außen hin als „Bruno Gröning Freundeskreis" zu agieren begann.

Beide Vereine befinden sich im freien Fall. So konnte Bruno Grönings eigener Verein im Jahre 2009 nur noch 139 Mitglieder aufweisen, während der einstmals sehr große Bruno Gröning Freundeskreis - innerhalb Deutschlands - eine Gemeinschaft nach der anderen verliert, auch wenn behauptet wird, aber nicht nachgewiesen wird, dass die Anzahl der Freunde ständig steigen würde.

Viele Gemeinschaften haben sich aus bestimmten Gründen völlig von übergeordneten Organisationen losgesagt.

Bruno Gröning hat diese sehr negative Entwicklung vorhergesagt. Er verglich die Entwicklung seines Werkes mit einer in tausend Teile zersprungene Kristallglas-Schale. Sein Wirken würde dadurch immer schwächer werden, was wohl der Hauptgrund für die scheinbar immer weiter abnehmende Anzahl an Heilungen sein könnte.

Allerdings hat uns Bruno Gröning auch in zwei verschiedenen Äußerungen wissen lassen, dass hier nochmals eine Wende möglich sein würde. Dazu müssen sich die Freunde lediglich neu vereinigen, wobei das Werkzeug hierzu der freie Zugang zu seiner Stimme (www.bruno-groening-archiv.de) sein würde. Leider werden die beiden vorgenannten Äußerungen Bruno Grönings hier nur aus der Erinnerung wieder gegeben. Eine Quellenangabe wird aber sicherlich bald auf der vorgenannten Homepage erscheinen.

Schulungsmaterial

Ein etwas verwirrender Begriff steht für das Wort

„Schulungsmaterial". Dabei handelt es sich lediglich um Unterlagen, wie z.b. seine Worte in Schrift und Ton, um die Gemeinschaftsstunde möglichst abwechslungsreich und informativ gestalten zu können. Solches Schulungsmaterial wird auf der Internetseite des Bruno Gröning Archivs (www.bruno -groeing-archiv.de) für Gemeinschaftsleiter kostenlos bereitgestellt.

Die Freunde der Gemeinschaft

Eine Gemeinschaft besteht neben dem Gemeinschaftsleiter natürlich auch aus seinen Besuchern, den sogenannten Freunden; also den Hilfe- und Heilungssuchenden, denen, die sich im geistigen Bereich weiterentwickeln wollen oder „nur" neue Lebensenergie tanken möchten.

Eine Gemeinschaftsstunde gehört nur den Menschen; nicht irgendwelchen Spendenkassen oder dem Buchverkauf. Leider ist es so, dass mancherorts ein hoher Druck auf den Gemeinschaftsleitern lastet, um eben jene Spendengelder einzunehmen, Bücher zu verkaufen, Erfolgsberichte zu erzeugen oder um Handzettel zu verteilen. Ein Gemeinschaftsleiter, der sich freiwillig einem solchen Druck aussetzt, schadet der Gemeinschaft. Dort wird es nie zu nennenswerten Heilungen kommen können. Nur eine Gemeinschaft ohne all diesen „Klimbim" funktioniert und genießt dann auch die geistige Führung, erhält die richtigen Gedanken und den Segen Gottes.

In solchen Gemeinschaften fühlen sich viele Freunde oft sehr unwohl und kommen nur deswegen, weil sie den schwachen

Strom gerade noch spüren. Langfristig zerfällt eine solche Gemeinschaft allerdings, und wohl kein einziger Schutzgeist wird einen weiteren, ihm anvertrauten Menschen gerne in eine solche Gemeinschaft führen.

Man bedenke nur; da kommen todkranke, schlimme Schicksale, endlos Leidende, Familienschicksale und auch Menschen, die z.B. innerhalb einer Firma für das Wohl für zahllos viele Mitarbeiter und somit auch für deren Familien verantwortlich sind. Und vor Ihnen steht nun ein Gemeinschaftsleiter, der nun Kasse, Bücher, Handzettel und Erfolgsberichte im Sinn hat, aber nicht den Freund, der ohne seine liebevolle Verbindung zu Gott untergehen oder gar bald sterben wird.

Ich rufe daher einen jeden Gemeinschaftsleiter auf, von solchem Unfug abzulassen und ggf. die übergeordnete Organisation zu verlassen, denn nur einer ist der wahre Organisator, der Führer, der alles Gebende, der alles Liebende und alles Belebende – nämlich Gott selbst.

Dem einzelnen Freund ist mit großem Ernst anzuraten, auf sein Wohlbefinden zu achten. Fühlt er sich in der Gemeinschaft nicht wohl, so ist er in dieser mit Sicherheit NICHT richtig aufgehoben!

Andererseits kann angeraten werden, sofern er sich wohlfühlt, in der Gemeinschaft zu verbleiben, auch wenn sich seine Heilung noch hinzieht. Und wenn er sich ab und an sogar in seinem Innersten berührt fühlt, dann ist das Himmelreich nicht mehr weit von ihm, dann hat er den Weg in eine Gemeinschaft gefunden, die mit den Schätzen dieser Welt nicht mehr aufzuwiegen ist.

Empfehlungen für Freunde und Gemeinschaftsleiter

Jeder Bruno Gröning Freund, der an einer Gemeinschaftsstunde teilnehmen möchte, sollte idealerweise die folgenden Empfehlungen beachten:

1.) Er muss gewillt sein, während der Dauer einer Gemeinschaftsstunde ruhig zu sein und sollte niemandem ins Wort fallen.

2.) Er sollte gewillt sein, die ganze Zeit über ruhig in der sitzenden, geöffneten Körperhaltung zu verbringen.

3.) Er sollte aus eigener Kraft alles daran setzen, wirklich KEINEN negativen oder trüben Gedanken nachzugehen. Vorsätzlich herbeigeführte, negative Gedanken stören nicht nur den Heilstrom ALLER Freunde, sondern können auch dazu führen, dass der Freund von weiteren Besuchen der Gemeinschaft (von oben her) abgehalten wird. Es ist daher wissenswert, sich darüber im Klaren zu sein, das eine von Gott gewollte Gemeinschaft auch einen Schutz genießt und Arges gar nicht zulassen muss. Freunde allerdings, die noch aus alter Gewohnheit immer wieder in negative Gedanken verfallen, brauchen sich hier jedoch keine Sorgen zu machen, denn um gerade diese Menschen geht es ja, um jene, die noch nicht auf den rechten Weg gelangen konnten, deren größter, oft unausgesprochener, Wunsch es ist wieder heil zu werden.

4.) Der Freund muss zuvor eingeführt worden sein, da er sonst gar nicht wissen würde, worauf es tatsächlich ankommt.

5.) Er sollte genau wissen wofür, bzw. weswegen, er in die Stunde kommt, denn schließlich soll er seinen Wunsch (Heilung / Hilfe / Stärkung / etc.) ja auch Gott vortragen können.

6.) Er sollte die Bereitschaft mitbringen, sich von allem selbst überzeugen zu wollen.

7.) Er sollte zumindest dazu bereit sein, seine bisherige eventuell negative Meinung über Gott zu ändern, denn er wird wahrscheinlich das Göttliche erleben und müsste sich für dieses zuvor öffnen.

8.) Alles, was er hört und erfährt, aber noch nicht annehmen kann, sollte er zunächst im Raume stehen lassen und nicht sofort dagegen anreden. Dieses kann er natürlich dann immer noch tun, sobald er sich selbst vom Gegenteil des Gesagten ÜBERZEUGT hat.

9.) Totaler Verzicht auf Ratsch und Tratsch in jedweder Form!

Gemeinschaftsleiter sollten zudem noch den innigen Wunsch verspüren, anderen Menschen helfen zu wollen, eine gewisse Liebe zu Gott innehaben und auch über die notwendige Zeit verfügen, die Gemeinschaftsstunde auch tatsächlich regelmäßig stattfinden zu lassen, sowie sich auf jede Stunde vorzubereiten.

Abstand und Dauer der Gemeinschaftsstunden

Bruno Gröning selbst machte vermutlich keine Angaben dazu, wie oft eine Gemeinschaftsstunde abgehalten werden soll und wie lange sie dauern müsste. So gibt es Gemeinschaften, die wöchentlich, aber auch nur monatlich zusammentreffen. Am häufigsten kommen Gemeinschaften alle drei Wochen zusammen. Auch die Dauer variiert zwischen 90 Minuten und vier Stunden.

Empfehlenswert wäre es, die Gemeinschaft wöchentlich abzuhalten und diese auf 90 Minuten zu veranschlagen, wobei ein Ende der Stunde aber nicht unbedingt festgeschrieben werden sollte. Auf diese Weise kann sich der Freund in hohem Maße wieder und wieder mit neuer Lebenskraft versorgen und seine Verbindung zu Gott besser etablieren. Auch wenn einzelne Freunde diese Möglichkeit nicht immer wahrnehmen können, so besteht doch auch für diese - durch das Einstellen und Fürbitten der übrigen Freunde - die Möglichkeit von der Stunde einen Zugewinn zu erlangen.

Ablauf und Inhalt einer Gemeinschaftsstunde

Die Gemeinschaftsstunde wird vom Gemeinschaftsleiter nach seinem Ermessen gestaltet, womit klar sein dürfte, dass es große Unterschiede zwischen den einzelnen Gemeinschaften geben kann. Identisch ist lediglich ein gewisser Rahmen, der allerdings auch unbedingt eingehalten werden muss.

Zu Beginn wird immer etwas Musik gespielt, die der Entspannung und dem Loslassen von Alltagssorgen und -lasten dienen soll. Hierzu eignet sich besonders klassische Musik, ggf. auch Meditationsmusik. Pop- und Rockmusik etc., sowie Musik, bei welcher der Takt per Schlagzeug vorgegeben wird, ist als ungeeignet anzusehen. Im Gemeinschaftsleiterbereich des Bruno Gröning Archivs (www.bruno-groening-archiv.de) finden sich etliche Musikempfehlungen, teilweise auch auf den jeweiligen Zweck abgestimmt.

Während der Gemeinschaftsstunde sollte mehrmals Musik abgespielt werden, damit sich die Freunde immer wieder intensiv mit Gott verbinden können, wodurch der Heilstrom seine optimale Wirkung entfalten kann.

Sehr empfehlenswert ist es, verschiedene Aussagen Bruno Grönings zu einem seiner Themen zu besprechen und zu erläutern. Thematische Zusammenstellungen sind ebenfalls im Bruno Gröning Archiv zu haben.

CDs mit Bruno Grönings Originalvorträgen Stellen eine sehr gute Möglichkeit dar, seine Lehre zu besprechen. Jedoch sollte der Gemeinschaftsleiter im Auge behalten, wie viele Minuten er den Freunden vorspielen kann, denn der Informationsgehalt ist sehr hoch und kann kaum im Ganzen erfasst werden. Bei kürzeren Abschnitten, die dann auch noch besprochen werden, verfestigt sich das Gesagte viel tiefer und dauerhafter. Grundsätzlich spricht aber nichts dagegen, auch die gesamte CD abzuspielen, immerhin hielt Bruno Gröning seine Vorträge am „Stück". Der auf diese Weise vorgespielte Vortrag kann dann ebenfalls besprochen bzw. inhaltlich erarbeitet werden. Als ideal haben sich die Gemeinschaftsleiter-CDs herausgestellt, die allem Gemeinschaftsleitern kostenfrei (durch das Bruno Gröning Archivs des Autors) zur Verfügung gestellt werden. Die Art der Zusammenstellungen garantiert, dass die Freunde die Lehre tatsächlich ohne große Anstrengung verinnerlichen, annehmen und sogar ihr Leben neu ausrichten können. Dass wirkt sich natürlich auch auf die alsbaldige Genesung aus.

Bruno Gröning sagte: »Und ich weise Sie auch darauf hin, liebe Freunde, dass wir diese Tonbänder immer zur weiteren Schulung nützen wollen.« (08.12.1957)

Damit meinte Bruno Gröning damals bereits seine im Ton festgehaltenen Worte und nicht etwa die damals bereits bestehenden Abschriften oder gar später auch nachgesprochenen Worte. Andererseits wird aus seiner Aussage aber auch deutlich, dass es sich bei seinen Tonbändern (heute CDs) um das zentrale Element einer Gemeinschaftsstunde handeln sollte.

Ganz zum Schluss könnte dann noch einmal eine Einstellmusik abgespielt werden. Hierauf wäre es empfehlenswert, noch einige Minuten in stiller Ruhe zu verweilen, wonach dann die Freunde, jeder für sich, ebenfalls in aller Stille, den Raum verlassen.

Bruno Gröning: »Ich bitte Sie (...) nicht gleich Ihre Plätze zu verlassen, sondern horchen Sie mehr in sich hinein, und so nach und nach verlassen Sie diesen Raum.« (31.08.1950)

Bruno Gröning: »Nehmen Sie so viel mit, soviel Sie mitnehmen können, denn gerade jetzt zum Schluss ist es meistens so, dass Sie (...), wenn Sie es richtig erfasst haben, dann auch

empfangen und tatsächlich wieder gesund werden.«
(01.09.1950)

Es ist ausdrücklich erlaubt und auch wünschenswert, Parallelen zu anderen großen Lehren herzustellen. Insbesondere die Lehre Jesus Christus wie auch dem zur Zeit tätigen Braco. Es wird sogar angeraten, die Lehre Jesus Christus (siehe: www.buchstede.de) als festen Bestandteil in die Gemeinschaftsstunde zu integrieren

Nun gibt es aber auch noch zahlreiche Vorträge, die nur in Schriftform vorliegen, also aus den ersten Jahren seines Wirkens stammen. Solche Vorträge können ebenfalls in eine Gemeinschaftsstunde eingebracht werden.

Besonders empfohlene Literatur für die Gemeinschaftsstunde, aber auch für jeden Bruno Gröning Freund, finden Sie in der Anlage A.

Informationen über besonders empfehlenswerte Einstellmusik erhalten Sie ebenfalls in der Anlage A.

Ein Wort an das Herz der Gemeinschaftsleiter

Lieber Gemeinschaftsleiter; das, was Sie im Rahmen Ihrer Tätigkeit als Gemeinschaftsleiter tun oder auch tun werden, sollte nur aus einem einzigen Beweggrund getan werden; Ihrer Liebe zu Gott und damit auch zu Ihren Mitmenschen.

Dieses ganze Werk, für den der Name Bruno Gröning steht, kann nur durch die reine, selbstlose Liebe funktionieren.

Bitte bedenken Sie, dass die Menschen, die Ihnen anvertraut werden, oftmals in einem weitaus bedauernswerteren Zustand leben, als dies für Sie nach außen hin den Eindruck macht.

Diese Menschen benötigen tatsächlich Ihre ganze Liebe und Hingabe in das Wohl der Menschen, die da oftmals völlig unnötig leiden müssen.

Unser Vater will dieses unnötige Leid diesen Menschen nehmen und sie überdies auch noch zu sehr glücklichen - seligen - Menschen machen, die in Zukunft ein sehr erfülltes Leben führen können und auch anderen Menschen und dann ggf. ebenfalls Hilfe und Heilung vermitteln können.

Wie aber soll dies geschehen, wenn nicht Sie selbst diese Liebe vorleben? Wie kann dies geschehen, wenn Sie sich selbst nicht unserem Vater, bzw. seinem Willen und seinem Heilstrom hingeben können? Wie kann so etwas geschehen, wenn Sie selbst denken, Sie seien - als Gemeinschaftsleiter - nun etwas Besonderes oder gar mehr wert?

Vor Ihnen sitzen möglicherweise Engel, die einfach noch nicht erwacht sind, vielleicht auch Menschen, die noch Großes zu leisten imstande sind, oder auch Menschen, die sich tief in ihrem Inneren danach sehnen, wieder eins mit unserem Vater zu werden.

Irgend einen höheren Grund hat es, dass diese Freunde nun vor Ihnen sitzen. Bitte reichen Sie diesen Menschen die Hand und denken Sie nach jeder Stunde darüber nach, was Sie jetzt noch falsch machen und ob Sie sich selbst ggf. als „zu groß" ansehen.

Und wenn ein zu großer Erfolgsdruck auf Sie ausgeübt wird, weil man den Verkauf von Büchern, Spendeneinnahmen oder eine bestimmte Menge von verteilten Handzetteln erwartet, dann können Sie – unter diesem völlig irrsinnigen Druck – natürlich keine Liebe vermitteln. Sie müssten hieraus die Konsequenzen ziehen und überlegen, ob Sie die Gemeinschaft einem anderen Leiter überlassen, der womöglich diese dann gänzlich in den Abgrund reißt, oder mit Ihrer Gemeinschaft in eine FREIE GEMEINSCHAFT oder in eine STILLE GEMEINSCHAFT (wie Sie vom Autor gegründet, umgewandelt und betreut werden) konvertieren, wo Sie dann alte Gesichter aus anderen Gemeinschaften wiedersehen, die aber nun glücklich sind und erheblich leichter tätig sein können.

Ein Wort an das Herz der Freunde

Du, der Du denkst, Du müsstest doch nun einmal eine Heilung erleben, der Du denkst, Du müsstest doch nun endlich Deine Übel loswerden, der Du schon nahe daran bist, aufzugeben oder im Stillen bereits aufgegeben hast; an Dich wendet er sich, indem er Dich wissen lässt, dass er immer bei Dir ist.

Wenn Du ihn in Deiner Not rufst, ist er bereits da. Wenn Du fällst, richtet er Dich wieder auf. Niemals wird er Dich im Stich lassen und Dir immer einen Weg offen halten, zurückzufinden.

Ganz gewiss wirst Du geliebt als ein reiner Diamant, der einen größeren Wert hat als alles Geld der ganzen Welt. Dich will er dereinst an seinem Tisch sitzen sehen, um ein Fest zu feiern, wie Du es Dir in diesem Erdenleben nicht vorstellen kannst.

Vertraue ihm und gebe Dich seiner Fürsorge hin. Wenn Du es ihm beim Einstellen erlaubst, führt er Dich mit sicherer Hand an Dein Ziel, damit auch Du das erleben kannst, was Dir bei Weitem mehr geben wird, als Du es Dir je zu erhoffen gewagt hast.

Du wirst so sehr geliebt und dennoch leidest Du. Doch wenn Dein Glaube an ihn zuzunehmen beginnt, wird Dir die Bürde Deines Hierseins immer leichter fallen, darum strebe danach; nach dem Göttlichen.

Es liegt bereits alles in Deinem Herzen, einem Herzen, das Dich niemals betrügen oder täuschen kann, einem Herzen, wo auch er ist und Dich ewiglich erwärmen wird.

Praxisteil

Dieser Praxisteil entstammt den Erfahrungen, Erkenntnissen und Wünschen, derer, die mit den vorangegangenen Ausgaben dieses Buches große Erfolge verzeichnen konnten. Vergleichbare Übungen werden auch in den Gemeinschaftsstunden des Autors regelrecht trainiert.

Übungsaufgaben

Mit den beiden Übungsaufgaben die Sie bereits kennengelernt haben, werden Sie wahrscheinlich ebenfalls gute Erfahrungen gesammelt haben. Das Kapitel, das diesen Übungen dann folgte, konnten Sie vermutlich problemlos erfassen, obwohl es vom Inhalt her gar nicht so leicht zu verdauen ist. Sie sind durch diese Übungen zur Erkenntnis gekommen, nämlich dahingehend, das die Übungsaufgaben tatsächlich nützlich sind und das die betrachtete Ordnung eine wohltuende Wirkung hat. Weitere, kleine Übungen folgen.

Merksätze

Mit Hilfe von Merksätzen fällt es zumeist relativ leicht das Wesentliche zu verinnerlichen.

Checklisten

Die folgenden, kleinen Checklisten können Sie sich immer wieder ansehen, um sicherzustellen, dass Sie auch weiterhin auf Kurs bleiben können.

Erkenntnisse

Im Bereich „Erkenntnisse" finden Sie eine leere Liste, in welche Sie nun das von Ihnen Erkannte eintragen können. Diese Liste ist von Mensch zu Mensch so unterschiedlich wie es die Menschen selbst sind, beinhaltet dann aber tatsächlich das für Sie nun Wichtigste. Sofern Sie dieses Buch ein weiteres mal durcharbeiten werden Sie feststellen, dass sich diese Liste verändert; manches zur Selbstverständlichkeit wurde, anderes wird als „Neuheit" entdeckt.

Übungsaufgaben

Es wird empfohlen allen Übungsaufgaben wenigstens ein mal nach zugehen. Wohltuende oder als wichtig Erkannte können Sie täglich üben.

Übungsaufgabe 1:

Ergründen Sie den Unterschied zwischen BETEN und EIN-STELLEN. Ziehen Sie sich dazu bitte in die Ruhe zurück. Oft wird das Einstellen mit Beten verwechselt. Möglicherweise ist es so, das derjenige der betet um etwas bittet während beim Einstellen nur empfangen wird.

Übungsaufgabe 2:

Trainieren Sie beim Einstellen in eine echte, immer tiefere Ruhe zu gelangen. Sorgen, Nöte und Ängste etc. verhindern ein korrektes Einstellen und stören die Ruhe.

Übungsaufgabe 3:

Betrachten Sie sich selbst von Außen. Betrachten Sie alle Ihre Taten, Worte und Gedanken. Fragen Sie sich wie sich im Vergleich zum Betrachteten ein Engel verhalten würde.

Übungsaufgabe 4:

Fragen Sie sich wie Sie sich ändern können, um wie ein in Übung 3 betrachteter Engel zu werden.

Übungsaufgabe 5:

Betrachten (d.h. visualisieren) wie Sie sein wollen, wenn Sie plötzlich geheilt sind. Malen Sie sich dazu immer wieder neue Lebensumstände aus.

Übungsaufgabe 6:

Machen Sie sich Ihre Herzenswünsche bewusst und malen Sie sich täglich aus, wie es sein wird, wenn diese Erfüllt wurden. Legen Sie hier möglichst tiefe Gefühle hinein. Beispiel: Sie möchten Ihre 5 jährige Tochter geheilt wissen. Sie könnten sich dazu ausmalen, wie Sie mit Ihr über ein Feld laufen um einen Drachen steigen zu lassen. Sehen Sie dabei die Freude der Tochter, die ihr ins Gesicht geschrieben steht, ihre Unbekümmertheit. Dann erspüren Sie ein großes Glücksgefühl das Sie ergreift. Sie können diese Szene weiter fortsetzen, indem Sie z.b. visualisieren, wie Ihnen Ihre Tochter Ihre Tränen wegstreicht und Sie Ihr erklären was Glückstränen sind. Sie könnten sich ausmahlen wie dieser kleine Mensch Sie dann umarmt und Ihnen in einer reinste Art und Weise sagt, dass dieser Sie liebt. Lassen Sie Ihren Gefühlen freien lauf. Nach dem gleichen Muster lässt bei allem anderen ebenso vorgehen; ob Sie einen Lebensgefährten suchen oder mit ihrem überzähligen Geld Gutes bewirken.

Übungsaufgabe 7:
Laufen Sie, als kleines Kind, auf Jesus zu. Visualisieren Sie, wie er Ihnen, in seinem Gewand, mit einem Herzen voller Liebe, entgegen kommt und Sie dann in seine Arme nimmt.

Übungsaufgabe 8:
Denken sie unentwegt über sich selbst nach, über das was Sie noch falsch machen, warum Sie es noch falsch machen und wie es abstellen können. Das Erkannte akzeptieren Sie als Ihre Sündhaftigkeit, die jedoch nicht zu Ihnen gehört.

Übungsaufgabe 9:
Gehen Sie als Erwachsener auf Jesus zu. Bitten Sie Ihn um die Vergebung Ihrer Sünden und um Hilfe fortan nicht mehr zu sündigen. Achten Sie auf das was Sie verspüren, sobald er seine Hände auf ihr Haupt legt.

Übungsaufgabe 10:
Denken Sie darüber nach ob Ihre Feinde wirklich Feinde sind und ob Sie diesen nicht in irgendeiner Form helfen können, ohne dabei großartig in Erscheinung zu treten.

9 Merksätze

(Gültig nur für Menschen mit dem festen Willen tatsächlich auf geistigem Wege Genesung zu finden.)

Merksatz 1:
Der Heilstrom kann den Gesundheitszustand des Menschen drastisch verbessern.

Merksatz 2:
Eine Heilung ist nur dann möglich, wenn sich der Mensch zuvor ändert.

Merksatz 3:
In welcher Weise sich der Mensch ändern muss, erfährt er, wenn er laufend über sich selbst nachdenkt und somit zur Selbsterkenntnis kommt.

Merksatz 4:
Der Mensch muss Gott versprechen, dass er mit dem Erkannten Unguten nichts mehr zu tun hat.

Merksatz 5:
Der Mensch muss permanent für Ordnung sorgen, d.h. auch immerzu um sich herum aufräumen.

Merksatz 6:
Eine Heilung ohne Jesus ist nicht möglich!

Merksatz 7:
Nach der Heilung muss der Mensch weiterhin penibelst für Ordnung sorgen.

Merksatz 8:
Ein Mensch der nicht bereit ist für Ordnung zu sorgen erhält von Bruno Gröning keine Hilfe.

Merksatz 9:
Den Geheilten erwartet eine wundervolle Zukunft.

Checklisten

Checkliste „Einstellen"

- ☑ Körperhaltung
- ☑ Innere und äußere Ruhe
- ☑ Gedankenkontrolle

Checkliste „Einstellmusik"

- ☑ Geeignet sind klassische, Meditations- und oft auch Filmmusik
- ☑ Kein Schlagzeug
- ☑ Keine feststellbare BPMs (Beats per Minute)

Checkliste „Regelungen"

Regelungen liegen nur dann vor, wenn entweder,

- ☑ das alte Leid sich ganz anders bemerkbar macht oder
- ☑ wenn die üblichen Medikament keine Linderung bringen

Checkliste „Empfohlene Verhaltensweisen"

- ☑ Niemandem böse sein
- ☑ ständig aufräumen
- ☑ ständig über sich nachdenken um Ungutes zu beheben
- ☑ häufig Einstellen
- ☑ beten, beten, beten

Checkliste „Heilungsvoraussetzungen"

- ☑ für Ordnung sorgen
- ☑ Die Ruhe zur Gewohnheit machen
- ☑ Sündhaftes ablegen

Eigene Erkenntnisse

1. _____
   _____

2. _____
   _____

3. _____
   _____

4. _____
   _____

5. _____
   _____

6. _____
   _____

7. _____
   _____

8. _____
   _____

Anhang A

Empfohlene Literatur für die Gemeinschaftsstunde:

1. Begleitheft zur Gemeinschaftsstunde
2. Bruno Gröning Hefte
3. Jugend Jesu, Jakob Lorber
4. Das große Evangelium Johannis
5. Die in Anlage B genannte Literatur

Weitere Literaturempfehlungen erhalten die dem Autor bekannten Gemeinschaftsleiter.

Besonders empfehlenswerte Einstellmusik für Bruno Gröning Freunde:

Eine Liste findet sich in der jeweiligen Ausgabe des GL-Heftes bzw. auf der in Anlage B genannten Internetseite.

Anhang B

Bezugsquellen-Verzeichnis:

1. Kostenloses Material für die Gemeinschaftsstunde:
Beziehbar unter: www.bruno-groening-archiv.de/ (im Bereich Gemeinschaftsleiter)

2. Geeignete Bücher & CDs:
Unter www.buchstede.de

Literaturquellen-Verzeichnis

Alle in diesem Werk wiedergegebenen Worte Bruno Grönings und Jesus entstammen dem Bruno Gröning Archiv (www.bruno-groening-archiv.de)

Empfehlenswerte Internetseiten
www.bg-archiv.de
www.buchstede.de
www.theo-von-hofstede.de

Anhang C
Das elfte und zwölfte Gebot

Jesus erklärte uns während seines Erdenlebens, das elfte und zwölfte Gebot. So wurde er einmal von Pharisäern danach gefragt, was denn das vornehmste, göttliche Gesetz sei. Er gab daraufhin die folgende Antwort:

Jesus: »Das vornehmste und alles in sich enthaltende Gebot lautet: Du sollst Gott, deinen Herrn, lieben von ganzem Herzen, von ganzer Seele und von ganzem Gemüte! Siehe, das ist das vornehmste und größte Gebot! Das andere aber ist diesem gleich und lautet: Du sollst auch deinen Nächsten lieben wie dich selbst, das heißt, du sollst ihm alles dasjenige allzeit mit Freuden tun, was du auch wollen kannst, dass er dir desgleichen täte, so du es benötigtest und es in seinem Vermögen stünde! An diesen zwei Geboten hanget das ganze Gesetz und alle Propheten.«

Diese beiden Gebote, so erklärte er bei anderen Gelegenheiten, würden auch die ersten 10 Gebote beinhalten und gleichzeitig die Kurzform seiner Lehre darstellen.

Diese Erläuterung ist für uns Freunde besonders interessant, denn das beschriebene Verhalten wurde von Bruno Gröning bedingungslos umgesetzt und beinahe maßlos übererfüllt. Es hilft uns sehr, sein Tun und Wirken zu verstehen. Aber es zeigt uns auch auf, wie wir sein können, wenn wir nur wollen und welche Möglichkeiten uns dann offen stünden.

Anhang D
Lebenslauf Bruno Grönings (von 1956)

Ich, Bruno Gröning, wohnhaft in Plochingen (Neckar), Stumpfenhof, im Dornendreher 117, wurde als viertes Kind von sieben Geschwistern des Ehepaares August Gröning am 31.5.1906 in Danzig-Oliva geboren. Mein Vater war Maurerpolier. Beide Eltern sind verstorben; meine Mutter im Jahre 1939, mein Vater im Jahre 1949.

Während meiner Kindheit und Jugendzeit, die ich im Elternhaus verbrachte, machte ich mehr und mehr die Feststellung von sonderbaren Fähigkeiten, die – von mir ausgehend – dazu angetan waren, beruhigenden oder heilenden Einfluss auf Menschen und Tiere auszuüben. Bereits als Kleinkind wurden in meinem Beisein kranke Menschen von ihren Beschwerden frei, und Kinder wie auch Erwachsene wurden bei Aufregung oder Streit durch einige Worte von mir völlig ruhig. Ich habe auch als Kind die Feststellung machen können, dass die Tiere, die für gewöhnlich als scheu oder auch als bösartig galten, sich mir gegenüber gutmütig und zahm zeigten. Mein Verhältnis zum Elternhaus war daher sonderbar und gespannt. Ich strebte bald nach völliger Selbstständigkeit, um aus der Umgebung des „Missverstandenseins" meiner Familie herauszukommen.

Ich besuchte die Volksschule. Nach der Entlassung aus dieser ging ich in die kaufmännische Lehre. Hier war ich 2 1/2 Jahre. Diese Lehrstelle musste ich aber auf Verlangen meines Vaters deshalb aufgeben, weil es meines Vaters Wunsch war, dass ich ein Bauhandwerk erlernen sollte. Ich folgte dem Wunsche meines Vaters und erlernte den Zimmererberuf. Zu einem

Abschluss durch eine Prüfung kam es jedoch nicht, da zur damaligen Zeit in Danzig große Arbeitslosigkeit herrschte. Aus diesem Grunde musste ich 1/4 Jahr vor Beendigung der Lehrzeit ohne Abschlussprüfung meiner Lehrstelle aufgeben, denn die Firma, bei der ich lernte, musste wegen Mangel an Aufträgen schließen.

Im Anschluss hieran, im Jahre 1925, gelang es mir, eine Bau- und Möbeltischlerei zu errichten und mich selbstständig zu machen. Nach fast zwei Jahren stellte ich diese Tätigkeit ein und schaffte als Fabrik- und Gelegenheitsarbeiter bis zum Jahre 1943. So arbeitete ich in einer Schokoladenfabrik, beim Postamt Danzig, auch als Telegrammbesteller ca. neun Monate und bei der Firma Siemens & Halske als Schwach- strommonteur. Hier habe ich die meisten Arbeiten selbst- ständig ausgeführt. Alle diese Arbeiten habe ich mit Interes- se verrichtet, und besonders lag mir daran, ein Praktikum durchzumachen, wobei ich das Wissen und Können der Menschen in allen Lebenslagen und aller Volksschichten studieren konnte und erfuhr, wie die Menschen ihr Leben gestalteten.

Ich suchte nicht nur die Ärmsten der Armen, sondern auch die Reichsten der Reichen, um kennenzulernen, wie sie leb- ten. Ein Privatleben wie man es im gewöhnlichen Sinne ver- steht (Kinobesuch, Aufsuchen von Wirtshäusern, Kartenspiel usw. usw.) interessierten mich nicht. (In den letzten Jahren habe ich Menschen übelster Sorte angetroffen, wie ich sie in den Vorjahren noch nicht kennenlernen konnte. Ich denke hierbei an Menschen, die als meine Manager auftraten und von denen ich selbst in den Jahren von 1949 bis Ende 1955 umgeben war. Schriftliche Beweise hierfür sind in meinem

Besitz. Diese Menschensorte hat so raffiniert zu arbeiten gewusst, dass nicht einmal die Behörden die Möglichkeiten hatten, noch haben, sie zu überführen und es mir daher alleine überlassen bleibt, mich gegen die Machenschaften dieser Menschen zu schützen und gegen sie vorzugehen.)

1928, im 21. Lebensjahr, heiratete ich. Aus dieser Ehe sind 2 Buben hervorgegangen, die jedoch beide im Krankenhaus verstorben sind. Der älteste Sohn starb im 9. Lebensjahr 1940, der jüngere, ebenfalls im 9. Lebensjahr, im Jahre 1947.

Dass Eheleben mit meiner damaligen Frau war allein schon deshalb für mich untragbar, weil meine Frau meine Lebensgestaltung nicht begreifen konnte. – Meine Frau war mit meinem jüngsten Buben bis zum Jahre 1947 in Danzig geblieben und führte ein gemeinsames Leben mit der russischen Besatzung in Danzig. Im Jahre 1947 kam meine damalige Frau in die Bundesrepublik und ich lebte wieder mit ihr und meinem jüngsten Buben zusammen in Dillenburg. Ein gutes Jahr nach dem Tode meines jüngsten Sohnes (im Jahr 1949) erfolgte die Trennung von meiner damaligen Frau aus dem Grunde, weil meine Frau sich nicht damit einverstanden erklären konnte, da ich – wie schon in früheren Jahren, so auch heute – meine Aufgabe darin sah und sehe, den Menschen zu helfen, ein nur auf Hilfsbereitschaft ausgerichtetes Leben mit mir zu teilen. Im Mai 1955 wurde diese Ehe geschieden. Am 25. Juni 1955 heiratete ich meine jetzige Frau, Juliane Dufossé.

1943 wurde ich zur Wehrmacht einberufen. Wegen meiner Auffassung kam es zu Reibungen. So wurde mir z. B. das Kriegsgericht in Aussicht gestellt, denn ich hatte die Äußerung getan: Ob ihr mich an die Front stellt oder nicht, ich erschieße doch keinen Menschen. Ich kam aber schließlich doch an die Front.

1944 wurde ich durch Granatsplitter am rechten Oberschenkel verwundet. Dieserhalb kam ich ins Heimatlazarett, wurde jedoch als Ungeheilter auf deutschem Boden wieder in den Kampf gegen die Russen eingesetzt und geriet März 1945 in die russische Kriegsgefangenschaft. Dezember 1945 wurde ich aus der russ. Kriegsgefangenschaft nach Westdeutschland entlassen.

In den russischen Gefangenenlagern habe ich mich in jeder Weise für die gefangenen Kameraden eingesetzt, wofür ich drei Mal zur russ. Kommandantur zum Verhör vorgeführt wurde; in einem Fall wurde mir mit dem Erschießen gedroht. U. a. verlangte ich auch, dass unsere deutschen Gefangenen wenigstens so wie das Vieh behandelt werden sollten, denn die Behandlung der Gefangenen war damals weit schlechter als die des Viehs.

In Westdeutschland habe ich zusammen mit Flüchtlingen aus dem Sudetengau das „Hilfswerk der Vertriebenen" ins Leben gerufen. Auch gehörte ich der Wohnungskommission an, denn ich fühlte mich wieder verpflichtet, den Menschen zu helfen. (Belege über diese Tätigkeiten liegen bei.)

Im März 1949 wurde ich durch eine mir bekannt gewordene Frau bei der Familie Hülsmann, Herford, eingeführt. Ich sollte dem Sohn Hülsmann helfen. Dies geschah. Hiermit machte Herr Hülsmann große Propaganda und dadurch kam es im Hause und um das Haus der Hülsmanns zu einem großen

Menschenauflauf. Es kamen hierbei viele Heilungen, sogar Spontanheilungen zustande. Als erstes suchte ich jetzt die Gesundheitsbehörden auf, mit dem Anliegen, eine Zusammenarbeit mit Ärzten herbeizuführen. Ich wollte alle Unannehmlichkeiten von vornherein vermeiden. Die Behörden lehnten jedoch ab, im Gegenteil, mir wurde ein schriftlich ausgefertigtes Heilverbot ausgehändigt. Die Heilungssuchenden, die um das Haus Hülsmann versammelt waren, veranstalteten während meiner Abwesenheit einen Demonstrationszug und stürmten das Rathaus. Der Bürgermeister sah sich deshalb gezwungen, mich rufen zu lassen und mir mindestens weitere drei Tage für Heilungen freizustellen. Ich unternahm auch Fahrten nach Hamburg, Schleswig usw. zu Ärzten, von denen ich eingeladen wurde, um gelegentlich dieser meiner Besuche Kranken zu helfen. In Hamburg kam es so weit, dass ich vom dortigen Oberbürgermeister ein Redeverbot deshalb erhielt, weil die Hamburger alles vorbereitet hatten, um mir zu ermöglichen, vor Tausenden von Hilfesuchenden zu sprechen.

Es folgten dann die bekannten Versuche der Zeitschrift „Revue", mich mit Ärzten zu Experimenten zusammenzubringen. Kranke aus der Universitätsklinik Heidelberg wurden mir zugeführt. Prof. Fischer (wohnhaft Marburg) wollte mit mir zusammen Heilstätten schaffen.

Wegen der hohen finanziellen Ansprüche des Prof. Fischer kam es aber nicht zu einer Einigung. Die versprochene Genehmigung habe ich auch nicht erhalten. In dieser Zeit, in der ich mich nicht mehr in Herford aufhielt, blieb allein Herr Egon-Arthur Schmidt, jetzt wohnhaft Heidelberg, Römerstr. 65, zurück, der von mir beauftragt war, sich für die ordnungsgemäße Erledigung aller Formalitäten einzusetzen, die erforderlich waren, um den mir von ihm selbst und Hülsmann gemachten Vorschlag, den Verein „Ring der Freunde Bruno Grönings" zu gründen, so zu verwirklichen, dass der Verein in keinem Falle von irgendeiner Seite angegriffen werden konnte.

Bei diesem „Ring der Freunde Bruno Grönings" gingen täglich 6.- bis 7.000 Briefe ein. Diese Briefe sollten nach meiner ausdrücklichen Anordnung nur in Gegenwart von zwei Zeugen deshalb geöffnet werden, weil diesen Briefen zum größten Teil Geldspenden beilagen. Diese Gelder sollten buchmäßig erfasst werden, um den behördlichen Bestimmungen gerecht zu werden; aber nicht nur deshalb, sondern auch, damit sich keiner der Brieföffner an den Geldern der z. T. Ärmsten der Armen bereichern konnte. Diese Gelder sollten auf einem Bankkonto des Vereins „Ring der Freunde Bruno Grönings" hinterlegt werden.

Dieser Verein „Ring der Freunde" wurde zwar ins Leben gerufen, erfüllte jedoch nicht den erwarteten Zweck so, wie ich es für richtig hielt. Ich konnte feststellen, dass von den in den Briefen enthaltenen Geldern, die sich bei Eingang von über 1 Million Briefen auf mehrere 100.000 DM belaufen mussten, nichts mehr vorhanden war. Nach langwierigen Nachforschungen über den Verbleib dieser Gelder habe ich ausreichendes Beweismaterial beisammen. Es bedarf dieses alles jedoch noch einer gerichtlichen Klärung.

Zu diesen Missständen konnte es nur kommen, weil Herr Egon-Arthur Schmidt sein mir gegebenes Versprechen, nach meinen ausdrücklichen Anordnungen alles in geordneten

Bahnen zu lenken, nicht gehalten hat. Nach Angaben von Zeugen wusste er alles so gut zu managen, dass er durch die Geldeingänge von Kranken „gesund" geworden ist. Um sich selbst jeder Verantwortung entziehen zu können, übertrug er den Vorsitz des Vereins „Ring der Freunde Bruno Grönings" einem gewissen Prof. Berndt und verstand es, bei vielen polizeilichen Vernehmungen alle Schuld auf diesen Vorsitzenden abzuwälzen. (Beweise liegen mir vor.) Als gerissener Journalist verstand Schmidt es, seine Presseartikel pro und kontra unterzubringen, hieraus auch Geld zu machen, mich außerdem durch seine Artikelserie in ein so schlechtes Licht zu bringen, dass ich als einer der schlechtesten, schmutzigsten Menschen angesehen werden musste, sodass selbst die Behörden durcheinander gebracht wurden, und mir nachher vorzutäuschen, dass er, der Unschuldsengel, nicht gewusst habe, dass die Presse die Artikel so herausstellen würde. Meine ihm gemachten Vorhaltungen waren völlig in den Wind gesprochen.

Nachweislich ist auch Herr Mecklenburg an den Missständen in meiner Umgebung aus der damaligen Zeit mitschuldig. Er rief, wie er mir versprochen, nach Absprache mit Rechtsanwälten – die schriftlich niedergelegt wurden – einen „Verein zur Erforschung Gröningscher Heilmethoden" ins Leben. Dies hat er betrügerischer Weise für sich so auszuschlachten gewusst, indem er mehr als 100.000 DM für sich einbehielt, ohne mir auch nur einen Pfennig davon abzugeben. Im Gegenteil, ich musste dem Finanzamt München Steuern zahlen für Gelder, die Schmidt und auch Mecklenburg vereinnahmt hatten und verschwinden ließen und wovon ich nichts gesehen hatte. Ich muss an dieser Stelle noch kurz erwähnen, dass die von Egon-Arthur Schmidt und Mecklenburg vereinnahmten Gelder aus Herford, wie ich bereits mit Herrn Pfarrer Kunst – derzeit wohnhaft in Herford – besprochen hatte, zunächst auf einem Bankkonto hinterlegt werden sollten. Herr Pfarrer Kunst sollte das Verfügungsrecht über einen Teil dieses Geldes haben, um es den Ärmsten der Armen, ohne mich zu befragen, aushändigen zu können. Für weitere Gelder sollten Häuser in Form von Siedlungen gebaut werden für Menschen, die ihre Heimat verloren hatten und für andere, die in Not waren. Außerdem sollten durch den Krieg zerstörte Kirchen ebenfalls – soweit Geld vorhanden war – hergerichtet werden usw. Leider ist es dazu deshalb nicht gekommen, weil diese Gelder von gierigen Menschen entwendet wurden.

Um dem Ansturm des Publikums auszuweichen, folgte ich einer Einladung nach München auf den Traberhof. Dort kam es zu den bekannten in der Presse geschilderten Auftritten, und auch hier sammelten sich wieder viele Menschen.

In dieser Zeit trennte ich mich endgültig von E. A. Schmidt.

Überall wo ich auftauchte, vollzogen sich Heilungen. Im September 1949 war der Platz vor dem Traberhof an manchen Tagen mit weit über 30.000 Menschen angefüllt, die aus allen Teilen Deutschlands und der Welt nach Rosenheim kamen.

Mein früherer Gastgeber Hülsmann war inzwischen ein eifriger „Geschäftsmann" hinter meinem Rücken geworden. Alle drängten sich vor mit dem Versprechen, mir die Heilgenehmigung zu verschaffen, verschwanden aber als mehr oder weniger entlarvte Gangster wieder, nachdem ihre Geschäfte abgewickelt waren und mir ein zweifelhaftes Renommee hinterlassen hatten, was von der Presse gierig aufgefangen wurde.

So hat mir z. B. ein gewisser Graf Soltikor erklärt, er habe vor – und auch schon in Vorbereitung – eine positive Broschüre über mich zu schreiben, wozu ich ihm Unterlagen liefern sollte. Im Falle meiner Ablehnung, wollte er eine negative Broschüre über mich schreiben, wofür ihm bereits 50.000,- DM geboten worden seien.

Frühjahr 1950 ging ich auf Wangerooge. Wieder dasselbe: Ein Strom von Heilungssuchenden, Massenheilungen, feindliche Haltung der Gesundheitsbehörden. Inzwischen hatten sich in Bayern die Bemühungen um Erlangung der Heilgenehmigung zerschlagen, auch aus dem Grunde, weil mein damaliger so genannter „Manager" Mecklenburg wegen Steuerhinterziehung und übler Geldgeschäfte verhaftet und eingesperrt worden war.

Ein Ausweg aus dieser Hetze von allen Seiten, schien vorübergehend meine Tätigkeit beim Heilpraktiker Enderlin in München im Sommer 1950 zu sein. Aber nicht anders als Schmidt und Mecklenburg ist Heilpraktiker Enderlin verfahren. Er hatte mir über meinen Rechtsanwalt, Herrn Dr. Reuß, die Versicherung gegeben, dass er mir ein amtliches Dokument ausstellen wollte, das beweisen sollte, dass meine Tätigkeit mit der durch Gesetz geschützten Heilpraktikertätigkeit nichts gemein hätte, sodass ich mit den Gesetzen nicht in Konflikt kommen konnte. Dieses Versprechen hat Herr Enderlin nicht gehalten. Dafür aber hat er Unsummen von Geldern für sich vereinnahmt, von denen ich nicht einen

Pfennig erhalten habe, sodass er später für das Geld aus diesen Einnahmen sich in Feldafing eine Villa kaufen und neu einrichten konnte.

Im August 1950 lernte ich meine jetzige Frau als einzig ehrlichen, aufrichtigen Menschen kennen, der mir in allem behilflich war, eine Neuregelung zu schaffen.

Im Oktober 1952 begegnete ich wieder E. A. Schmidt in Herford, und zwar deshalb, weil er brieflich alles darangesetzt hatte, mit mir ein Treffen herbeizuführen. E. A. Schmidt bat mich inständig, alles wieder gutmachen zu dürfen, was er bisher schlecht getan hatte und gab mir das Versprechen, jetzt nur noch korrekt handeln zu wollen. Ich selbst war trotz seiner festen Zusicherung sehr misstrauisch, wollte ihn aber doch eine Chance geben, sich – der mehr oder weniger Alleinschuldige – zu rehabilitieren. Er selbst war es, der mir bittend anbot, das Buch „Die Wunderheilungen das Bruno Gröning", das er schon verfasst hatte, mit den darin enthaltenen wahrheitsgetreuen Schilderungen, die doch unwiderruflich seien – wie er sich ausdrückte – zu veröffentlichen, um damit zum Ausdruck bringen zu können, was er von mir hielte. (1 Exemplar liegt bei). Da Schmidt von seinem Vorhaben nicht abließ, sich vielmehr direkt an mich hängte und mir immer wieder die Versicherung gab, dass er alles daransetzen wolle, mein Werk so aufzubauen, wie es von Anfang an gedacht und geplant war und mündlich und schriftlich mit neuen Vorschlägen an mich herantrat, kam ich nach und nach doch wieder mit ihm zusammen und nahm schließlich doch seine Angebote an. Aber bald – trotzdem er mir gegenüber die positive Seite zeigte – lancierte er doch wieder, wie ich nachweisen konnte, einige sehr schmutzige Artikel über mich in die Zeitungen. Nachdem ich ihm wieder schwerste Vorhaltungen deswegen machte, entschuldigte er sich wieder damit, er habe nicht gewusst, dass die Zeitungen dass so herausstellen würden. Nach meiner Auffassung und wie ich in vielen Fällen feststellen konnte, ist auch für alle die in der damaligen (Herforder) Zeit entstandenen Wirrnisse allein E. A. Schmidt verantwortlich zu machen, denn er ist alleine daran schuld.

Als ich ihm erneut die schwersten Vorhaltungen machte und ihm klarmachte, dass ich unmöglich auf dieser Basis länger mit ihm zusammenarbeiten könne, zog er sich endlich zurück und nachdem auch der gesamte Vorstand des Gröning-Bundes, bei dem er den Geschäftsführerposten an sich reißen wollte, ihn ablehnte, zeigte er sein wahres Gesicht. Er macht jetzt Prozesse gegen mich anhängig aufgrund frei erlogener Anschuldigungen und erstattet Anzeigen gegen mich, die sich auf unwahre Behauptungen stützen und versucht hiermit, die Gerichte irrezuführen und mir größte Schwierigkeiten zu bereiten.

Im Jahre 1953 hat der Heilpraktiker Enderlin wieder einmal alles darangesetzt, mich wieder für sich zu gewinnen. Er ließ mich über meinen Rechtsanwalt Dr. Reuß wissen, dass er mir jetzt die Erlaubnis zur Ausübung der Heilpraktikertätigkeit verschaffen und mich zu diesem Zweck selbst ausbilden wollte, sodass ich mich einer amtlichen Heilpraktikerprüfung unterziehen und damit die amtliche Erlaubnis zur Ausübung der Heilpraktikertätigkeit erlangen könnte. Das Amt für öffentliche Ordnung lehnte, ohne mich zur Prüfung zuzulassen, mein Ersuchen ab. Eine Berufung gegen diese zu Unrecht erfolgte Ablehnung habe ich auf Anraten meiner damaligen Rechtsanwälte Schweizer-Späth und Dr. Reuß nicht eingelegt und das Rechtsmittelverfahren hiergegen zurückgestellt.

Es besteht heute nicht mehr die Möglichkeit, dass mein durchaus rechtliches Handeln von mich umgebenden schlecht handelnden und schlecht denkenden Menschen ins schlechte Licht gebracht oder gar entstellt wird. Auch stelle ich mich seither nur noch im engeren Kreise den Ortsgemeinschaften des Gröning-Bundes zur Verfügung. Mein einziges Anliegen ist es, meinen Zuhörern jeweils seelische Kräfte zu vermitteln bezw. diese ihre eigenen Kräfte seelischer Art zu stärken, um so in ihr Inneres Ordnung bringen zu können.

Wenn ich von Kranken angegangen werde, weise ich sie darauf hin, dass sie zu ihren Ärzten Vertrauen haben sollen und dass sie, wenn sie dieses haben und behalten, schon mindestens 60% gewonnen haben. Darüber hinaus ist es mir ein Anliegen, die Kirchen mit gläubigen Menschen zu füllen.

Auch in Frankreich habe ich meinen Freundeskreis. Insbesondere pflege ich mich dort des Öfteren mit Ärzten zu besprechen.

Ich bin mir bewusst, dass meine Handlungen nichts Rechtswidriges aufzuweisen haben, jedoch ist es mir verständlich, dass ich durch die in meinem Leben aufgetretenen sehr unliebsamen Vorkommnisse von den Behörden falsch beurteilt werden musste.

Plochingen (Neckar) 27.12.1956
Gez. G R Ö N I N G

Zusätzliche Literatur vom gleichen Autor

Die große Einführung

„Die große Einführung" enthält eine sehr umfangreiche und gründliche Einführung, bei Weitem mehr, als in den üblichen Einführungen zu erfahren ist.

Das Lehrbuch

Hier handelt es sich um ein echtes Lehrbuch, das sogar Lehrpläne für eingeführte, nicht eingeführte Leser sowie für Gemeinschaftsleiter enthält. Nach Auffassung vieler Freunde gibt es nirgendwo ein vergleichbares Werk.

Die Lehre in Schrift und Ton

555 Mitteilungen Bruno Grönings im O-Ton, garantiert unverfälscht. Alles ohne jedweden Kommentar oder Hinweis. Alles Gesagte spricht für sich selbst und führt den Leser zu eigenen Erkenntnissen. So Mancher staunt darüber, das er wie am laufenden Band ständig Neues und Nützliches für sich entdecken kann. Durch sein kompaktes Format ist es sehr handlich gestaltet und damit auch für Unterwegs geeignet.

Vertiefung, Vollendung und Lebensmeisterschaft

Es handelt sich um zwei Bände, die auf dem Lehrbuch basieren und einen überwiegend identischen Inhalt aufweisen aber anders aufgebaut wurden, damit sie dem Einzelnen eine Vertiefung ermöglichen, zur Vollendung gelangen helfen und auch die Lebensmeisterschaft erreichbar machen können.

Das Wichtigste Buch der Bruno Gröning Freunde

Über nichts sprach Bruno Gröning mit einer größeren Leidenschaft und Hingabe als über Jesus. Ihm widmete er ganze Tonbänder. Unablässig wies er auf die Bedeutung Jesus bzw. seiner Lehre hin. Er ließ uns wissen, das es ohne Jesus nie und nimmer eine Heilung auf geistigem Wege geben kann.

Schlussworte

Jesus: »Dann soll ein rechter Jünger (=Schüler) Meiner Lehre niemals etwas leichtfertig ohne eine vorangegangene genaue Prüfung annehmen. Erst wenn er von allem, was darin vorkommt, sich eine gründliche Einsicht und Überzeugung verschafft hat, soll er dann das Gute und Wahre als lebenswahr annehmen und darauf klug und weise danach handeln; und er wird dadurch ganz sicher zu jenen Resultaten gelangen, die man mit allem Fug und Recht als aus den Himmeln herab gesegnet anpreisen kann.«

(Quelle: J. Lorber. Gr. Ev. Joh., Bd. 5, Kap. 88)